Table des matières

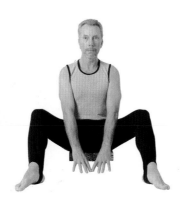

Introduction

La technique Pilates consiste en un programme multimusculaire d'exercices qui s'appuie sur deux principes fondamentaux :

1 L'exercice qui ne fait pas appel au cerveau est fait en pure perte.
2 Un centre de gravité solide — qui exige que les muscles soient développés pour supporter et stabiliser la colonne vertébrale — est une condition préalable pour vivre dans un corps sain et résistant.

Les exercices suggérés et décrits à l'origine sont fonctionnels ; c'est le poids du corps de la personne qui procure la résistance à l'entraînement, et par le fait même, permet aux muscles de supporter le corps de façon efficace en tout temps. La raison en est simple : le corps est précisément conçu pour ce travail.

La méthode Pilates a pour point de départ la rectification de la posture, de manière à ce que l'individu se sente plus grand et que sa taille soit plus harmonieuse. La pratique de ces exercices ne vous fera pas de gros muscles, mais elle augmentera votre endurance là où c'est nécessaire. Elle permet aussi d'étirer et d'allonger les muscles devenus trop courts et tendus. Il s'ensuivra tout naturellement une plus grande flexibilité et une meilleure mobilité des articulations.

Il n'y a aucune limite d'âge ou de forme, et même les personnes qui ont subi des blessures peuvent, avec l'assentiment de leur médecin, s'adonner à la technique Pilates et — plus important encore — en bénéficier.

La méthode Pilates met l'accent sur le développement d'un esprit et d'un corps sains travaillant en harmonie : à partir de cette synergie, on se concentrera pour arriver à vivre en meilleure santé.

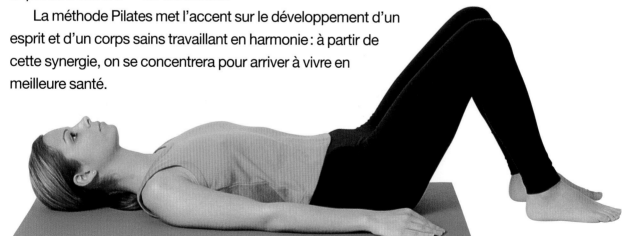

Les gens doutant de plus en plus de l'efficacité des programmes d'exercices traditionnels, une approche holistique mariant corps et esprit a aujourd'hui la faveur populaire. Les méthodes traditionnelles ont tendance à isoler les muscles pour les faire travailler séparément du reste du corps dans le but de garder la forme, mais elles n'améliorent pas nécessairement la santé générale, ce qui d'ailleurs n'est pas leur objectif.

En fait, à l'heure où le mouvement pour un esprit sain dans un corps sain s'impose comme le moyen d'aller de l'avant à tous ceux qui désirent demeurer en forme et en santé, la méthode Pilates exerce un attrait évident et immédiat. Cela, ajouté au fait que pendant de nombreuses années la méthode fut pratiquée et enseignée par des professeurs de danse, dont plusieurs devinrent par la suite entraîneurs dans l'industrie de la forme physique, montre à quel point la méthode a gagné en popularité au cours des dernières décennies. On peut dire que c'est la bonne approche, au bon endroit et au bon moment.

Bien que sa popularité soit en partie due à un effet de mode, la méthode Pilates donne incontestablement d'excellents résultats. C'est la raison pour laquelle elle fut enseignée et pratiquée pendant plus de 90 ans, et c'est pourquoi elle fait encore de nombreux adeptes de nos jours.

QUI ÉTAIT JOSEPH PILATES ?

Joseph Hubertus Pilates est né à Düsseldorf en Allemagne en 1880, et il est mort à New York en 1967. Comme il a consacré la majeure partie de sa vie à promouvoir l'idée d'un esprit sain dans un corps sain, il a peut-être pensé que le fait de vivre jusqu'à un âge avancé était une preuve de plus de l'efficacité de son programme d'exercices.

Enfant, Joseph Pilates était très fragile et malingre. Il souffrait de rachitisme, de fièvre rhumatoïde, et d'une maladie très moderne : l'asthme. Cela motiva sa volonté de devenir aussi en forme et en santé que possible. Encore jeune, il prit des leçons de ski et devint bon skieur ; il s'adonna aussi à la plongée et à la gymnastique. Adolescent, il entreprit de faire de la musculation et réussit si bien qu'on lui demanda de poser pour des planches anatomiques. Pour compléter son programme d'exercices personnel, il s'initia au yoga, à l'autodéfense et à la danse, en même temps qu'aux poids et haltères. Il suivit même pendant quelque temps un entraînement d'acrobate de cirque.

Introduction

Jugeant sans doute qu'il avait découvert un secret qu'il fallait divulguer, il se rendit en Angleterre en 1914 pour enseigner l'autodéfense à des détectives londoniens. Au début de la Première Guerre mondiale, toujours à Londres, il fut détenu en raison de sa nationalité. Sans se décourager, il décida que ses codétenus de l'île de Man avaient grand besoin d'améliorer leur forme physique. Il leur enseigna comment garder la forme tout en conservant la santé. On affirma plus tard que le fait qu'aucun des détenus de l'institut n'ait succombé à l'épidémie de grippe avait un lien direct avec son programme de mise en forme.

À la même époque, il ajouta des ressorts aux machines d'entraînement à la résistance utilisées pour les programmes de réadaptation des amputés dans les camps hospitaliers. Ce fut peut-être le point de départ des exercices utilisant les machines qu'il développa plus tard dans ses cours. Après la guerre, il retourna en Allemagne, où il devint entraîneur dans la police.

Il décida finalement d'émigrer aux États-Unis, et, en 1926, avec sa femme, il ouvrit un studio de culture physique dans la 8e Avenue, à New York. Le studio et la technique firent fureur auprès des danseurs classiques, dont George Balanchine et Martha Graham. Bientôt, gymnastes, sportifs et acteurs, très impressionnés par les succès de la technique auprès des personnes ayant subi des blessures, commencèrent à fréquenter l'endroit.

POURQUOI LA TECHNIQUE PILATES A-T-ELLE MIS TANT DE TEMPS À ÊTRE CONNUE ?

Au cours de sa vie, Joseph Pilates écrivit seulement deux livres, dans lesquels il explique les plus avancés de ses exercices et, ce qui peut nous paraître terriblement complexe, les premières grandes lignes de la « philosophie Pilates ». On peut comprendre pourquoi il se concentra sur les exercices avancés : la clientèle du studio était surtout composée d'individus très en forme. Pilates croyait donc, et il avait en partie raison, que son lectorat se composerait surtout de gens qui, comme ses clients, avaient déjà atteint un bon niveau de forme physique. Il ne s'adressait donc pas aux débutants.

On comprend que de telles pensées aient pu faire que son programme d'exercices soit perçu comme physiquement trop exigeant, voire même inapproprié et inaccessible à l'individu moyen. Il fallut donc attendre la mode très physique des années 1970, et l'arrivée massive des cours d'aérobique pour que la technique Pilates fasse enfin son chemin dans la conscience collective. En fait, beaucoup des cours de conditionnement physique étaient à la fois donnés et préparés par des personnes qui avaient une formation en danse et qui connaissaient bien la technique Pilates, ce qui influençait l'élaboration de ces cours.

À l'époque, d'ailleurs, les tenants de la forme physique insistaient surtout sur l'aspect cardiovasculaire du conditionnement et sur la perte de poids, plutôt que sur la vraie raison d'être des muscles, et sur la meilleure manière de les traiter pour répondre aux exigences du monde actuel. Il y a à peine cinq ans que cette idée fait son chemin, et c'est cette idée, avant toute chose, qui explique l'intérêt croissant que l'on porte aux exercices de la technique Pilates.

Introduction

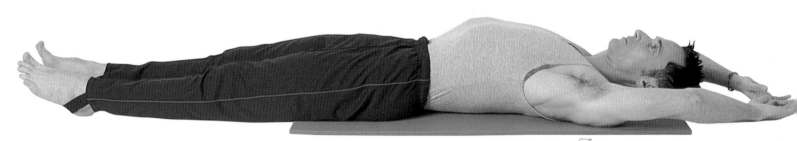

Si on insiste beaucoup, de nos jours, sur les exercices fonctionnels — c'est-à-dire les exercices qui appuient et améliorent le fonctionnement des muscles et des articulations qui nous servent dans la vie de tous les jours —, nous le devons, pour une bonne part, aux résultats des recherches universitaires. Ce qui ressort de ces recherches, c'est qu'un centre de gravité solide est indispensable à toute activité physique.

Alors quand les tenants du conditionnement physique se sont mis à chercher des méthodes basées sur l'idée qu'il faut fortifier le centre de gravité, Pilates était prêt à entrer en action.

L'ATTITUDE DE PILATES DEVANT LA VIE

À la lumière des difficultés que Joseph Pilates a dû surmonter pendant son enfance, on ne s'étonne pas de trouver, au cœur de son approche, l'idée que l'être humain, pour vivre heureux et en santé, a besoin d'un corps qui ne le laissera jamais tomber. Et la majorité d'entre nous se rallie de tout cœur à cette idée.

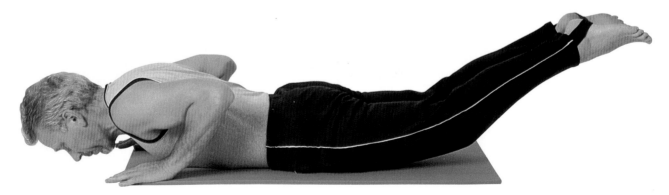

Et Pilates est allé beaucoup plus loin. Il affirmait qu'il n'y a pas de raison pour que nous perdions la souplesse et la fluidité des mouvements de l'enfance avec l'âge. Selon lui, l'accumulation de postures et de mouvements inappropriés est la seule chose qui explique que nous soyons moins souples et plus hésitants une fois adultes. Pilates pensait qu'en prenant notre santé au sérieux, nous pouvions perdre nos mauvaises habitudes (au moins en grande partie) et prendre le contrôle. C'est-à-dire, prendre conscience du comportement de nos muscles, plutôt que de traiter la chose avec insouciance et négligence.

À ce chapitre, les idées de Pilates se rapprochent beaucoup de la pensée moderne. Pour lui, chacun doit assumer la responsabilité de sa propre santé et développer une attitude de force et de confiance face à son corps, pour pouvoir le contrôler. Une autre raison qui fait que la technique Pilates est si populaire à l'heure actuelle est que cette philosophie s'harmonise tout à fait au mode de pensée moderne.

D'une certaine manière, cela facilite l'adhésion à la méthode Pilates, car l'autosuffisance et l'autonomie sont des valeurs très prisées de nos jours. Il faut toutefois rester conscients, pendant nos séances d'exercice, pour que notre détermination à contrôler notre corps demeure au premier plan dans notre esprit, alors même que nous exécutons nos enchaînements.

Les principes de la technique Pilates

Votre premier contact avec les exercices Pilates pourrait vous donner l'impression qu'il s'agit de la fusion éclectique d'un certain nombre d'approches éparses. Vous reconnaîtrez sans doute des éléments de yoga, de la technique Alexander, de danse classique, des exercices de tous les jours, et même des mouvements de gymnastique pour enfants.

C'est vrai jusqu'à un certain point, car c'est ainsi que Joseph Pilates élabora sa méthode de mise en forme personnelle. Comme il avait trouvé des éléments d'autres méthodes (et d'autres philosophies) qui fonctionnaient pour lui alors qu'il cherchait, depuis l'enfance, à surmonter sa fragilité physique, il les adopta et les adapta, d'abord pour lui-même, et plus tard pour ses clients et élèves. Il conserva les éléments qui fonctionnaient le mieux et laissa tomber ceux qui ne passaient pas le test pratique.

Ce qui rend l'approche Pilates unique, c'est qu'elle insiste sur un certain nombre de « principes ». Il se peut qu'ils vous paraissent familiers, mais leur importance tient au fait qu'ils sont présentés en bloc : pour que les exercices Pilates soient efficaces, aucun de ces éléments ne doit être négligé. Les huit « principes » sont une part inhérente des efforts à faire.

Ces principes sont :

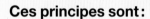

- Concentration
- Contrôle
- Centre de gravité
- Respiration
- Fluidité
- Précision
- Enchaînement
- Isolement

Il n'est pas toujours facile d'expliquer les principes avec des mots, mais comme ils constituent une partie intégrante essentielle de la méthode, je prendrai le temps de les passer en revue et de les expliciter ici.

CONCENTRATION

Ce principe est au cœur de la méthode. La technique Pilates ne vous permet pas de laisser votre esprit se détacher et de faire fonctionner votre corps comme un automate. L'esprit doit toujours rester en alerte pour contrôler chaque mouvement. La concentration est ce qui relie l'esprit et le corps et vous permet de tout abstraire, sauf le mouvement que vous tentez de faire. Sans la concentration, la méthode Pilates n'existerait pas. De nombreux mouvements sont plus difficiles qu'il n'y paraît. La concentration vous permet de porter attention à la fois aux muscles sollicités et à ceux qui facilitent le mouvement, en stabilisant les parties de votre corps qui doivent demeurer immobiles.

En d'autres termes, lorsque vous exécutez votre série d'exercices, vous devez être aussi détendu que possible, dans un environnement aussi exempt de distractions que possible, et dans un espace où vous ne serez pas interrompu.

CONTRÔLE

L'idée de contrôle dans la technique Pilates est semblable aux idées qui sous-tendent le yoga ou la musculation. Pour que les muscles sollicités travaillent efficacement, ils doivent faire exactement ce qu'on leur demande, ni plus, ni moins. En outre, le contrôle est indispensable pour éviter les blessures. Pour diverses raisons, ce peut être le principe le plus difficile à incorporer à votre entraînement. Vous tenterez de réaliser un ensemble de mouvements souples et détendus, mais vous y arriverez seulement avec la concentration et le contrôle pas à pas des mouvements des muscles sollicités.

Quand vous débuterez vos séances, il vous sera profitable d'imaginer (visualiser) les muscles que vous ferez travailler. Il est fort probable que vous n'y arriviez pas tout à fait la première fois, car cela demande un peu de pratique. Souvenez-vous que les bébés prennent le temps qu'il faut pour apprendre à marcher, sans rien pour les distraire, ni aucune contrainte temporelle. L'erreur est humaine. C'est une façon d'apprendre.

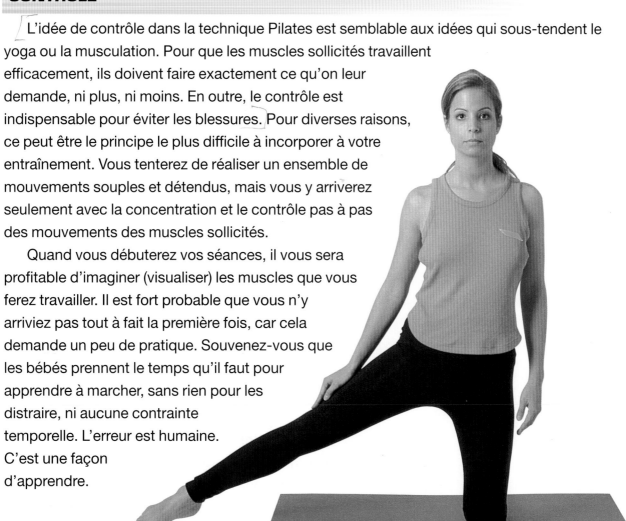

Les principes de la technique Pilates

CENTRE DE GRAVITÉ

Pilates nommait ce que nous appelons notre centre de gravité « le laboratoire ». Il voulait dire que lorsque l'activité musculaire du corps fonctionne correctement, la source de la force et du mouvement se situe au centre du corps. Ce centre (le point qui se trouve à environ 5 cm [2 po] sous le nombril) compte de nombreux muscles : les muscles de l'abdomen et de la colonne lombaire, ainsi que ceux des hanches et des fesses. Ces muscles, comme le veut la loi de la nature, remplissent plus d'une fonction. La plus évidente consiste à supporter et à protéger les organes tendres de l'abdomen. Mais plus nous apprenons à comprendre les biomécanismes du corps, plus cette fonction nous apparaît peu importante par rapport à celles qui consistent à supporter et à protéger la colonne lombaire. De nos jours, on appelle parfois cette région « l'axe central », et la pensée actuelle suggère que sans un axe central fort, la plupart des types d'exercices — incluant les activités de la vie quotidienne — entraîneront inévitablement des blessures. À l'origine, les humains n'ont pas été conçus pour se tenir debout, et la seule chose qui nous permet de le faire, c'est cet axe central.

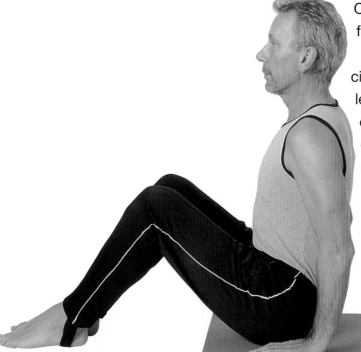

On ne s'étonne donc pas, dans ce contexte, qu'il faille absolument lui conserver toute sa force.

Pilates avançait déjà ce principe il y a plus de cinquante ans. Il était convaincu que l'énergie et le contrôle nécessaires à tout genre d'exercice émanent de ce centre, pour aller jusqu'aux extrémités. Ce concept contraste totalement avec les formes d'exercices traditionnelles, qui se concentrent plutôt sur les membres pour entreprendre une activité musculaire. Le fait de se centrer permet d'étendre et d'étirer les muscles sans risquer d'endommager la colonne. Ainsi peut-on dire que les muscles du centre sont les maîtres d'œuvre de la musculature. Ils prennent le pouls et contrôlent le rythme et la force des mouvements des autres muscles.

RESPIRATION

La respiration et son contrôle sont au cœur des exercices Pilates. En tant qu'entraîneur, je me suis aperçu qu'il s'agit de l'un des aspects les plus difficiles à maîtriser pour les étudiants. Le principe est relativement facile à comprendre : c'est son application qui pose problème. Une fois encore, Pilates, en insistant non seulement sur le bon rythme respiratoire, mais aussi — et bien davantage — sur la bonne technique, était à l'avant-garde de la connaissance scientifique. Il déplorait surtout que la plupart des gens qui s'adonnent à un exercice physique, respirent uniquement avec le haut de la poitrine, et cessent de respirer durant certaines phases de l'exercice. Ce qui, au mieux, entrave la précision des mouvements, et au pire, empêche de compléter l'exercice de manière satisfaisante.

De nos jours, nous sommes portés à solliciter la poitrine pour contrôler notre respiration, c'est-à-dire que pour respirer profondément, nous utilisons les muscles entre les côtes pour soulever la cage thoracique, ce qui augmente l'apport d'air dans la partie haute des poumons, sans apporter d'air neuf à leur base. En fait, s'agissant d'oxygénation (l'air absorbé à travers les parois des poumons) des muscles au travail, cela est très peu efficace, puisque seulement un tiers de la surface pulmonaire sera en mesure de redistribuer de l'oxygène nouveau.

Les principes de la technique Pilates

Si nous pouvions respirer de manière à apporter de l'air nouveau dans toutes les parties des poumons, notre apport en oxygène en serait grandement amélioré. D'ailleurs nous sommes naturellement pourvus d'un mécanisme conçu en ce sens. Ce mécanisme s'appelle « respiration latérale », et sous certains aspects, il se compare à la technique respiratoire qui est enseignée aux chanteurs et aux acteurs, et qui exige l'utilisation du diaphragme. Pour notre usage, il suffira de nous concentrer sur la partie basse de la cage thoracique et sur les muscles de l'abdomen. En utilisant ces muscles pour contrôler la respiration, nous permettons l'expansion des poumons vers l'extérieur (latéralement), plutôt que vers le haut, ce qui signifie que l'air neuf est apporté directement à la base des poumons pour en accroître l'efficacité.

Il s'agit ensuite de coordonner la respiration avec l'exercice, de façon à lui conférer un rythme. Bien que chaque exercice ait son propre rythme, le principe général consiste à inspirer quand vous vous préparez à faire le mouvement. Pendant l'exécution (l'effort), vous expirez, et pendant que vous récupérez pour répéter le mouvement, vous inspirez à nouveau.

FLUIDITÉ

Pilates n'utilisait pas précisément le mot fluidité pour décrire cet aspect de son programme d'exercices. Il parlait plutôt de mouvements souples. En fait, il voulait dire par là que la répétition des exercices, de même que leur succession, sont conçus pour former un tout. Chaque exercice particulier doit être exécuté comme un mouvement continu, sans « repos » entre les répétitions, et l'enchaînement avec l'exercice suivant doit se faire sans rupture, tout en douceur. Il ne doit pas y avoir de variation de vitesse entre les exercices, et

Les principes de la technique Pilates

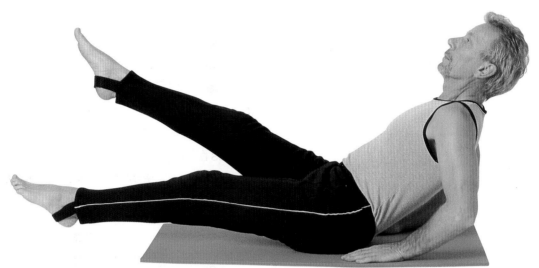

l'éventail des mouvements de chacun doit rester le même, de sorte que tout l'enchaînement ressemble au mouvement d'un métronome.

À mon point de vue, ce concept est davantage lié à la « sensation » qu'éprouve la personne qui exécute les exercices, qu'à l'apparence de la chose. Seul l'exécutant peut savoir s'il y arrive ou non, parce que le mécanisme d'enchaînement qui permet la fluidité de l'exercice — avec un rythme unique réglant le tout — dépend des muscles de chaque individu et de leur fonctionnement.

PRÉCISION

L'exactitude dans l'exécution est ce qui distingue les exercices Pilates. Il ne s'agit pas d'une condition facultative, c'est le secret de l'efficacité de tout le procédé. Lorsque vous débutez les enchaînements, il peut être difficile de tout faire correctement, de penser et de contrôler tous les muscles utilisés, et, au même moment, de bouger avec précision. C'est toutefois indispensable, et les bienfaits que vous en retirerez après coup valent amplement le temps et les efforts que vous mettrez à viser cette précision dès le commencement. Sans exactitude, la valeur de l'enchaînement serait compromise ; mais avec de la pratique et de la patience, la précision deviendra une habitude bénéfique.

Bien sûr, la précision est difficile à acquérir : gymnastes et acrobates passent le plus clair de leur vie professionnelle à tenter d'atteindre cet objectif. En vérité, cela vous prendra

Les principes de la technique Pilates

beaucoup de temps et de concentration. Vous devrez également développer l'habileté de visualiser exactement comment vous bougez pendant chaque exercice. Il peut donc être très utile de vous entraîner devant un grand miroir.

ENCHAÎNEMENT

Ce principe se compare à la répétition d'une pièce de théâtre ou d'une chorégraphie en danse. Il permet de se familiariser avec les exercices tout en les mémorisant. En choisissant un enchaînement (et en se concentrant dessus), nous améliorons notre façon de faire les exercices et augmentons notre adresse à l'exécution.

ISOLEMENT

Il semble que ce principe soit souvent mal compris. Je crois que ce que Pilates voulait dire par isolement était ceci : pendant que vous vous concentrez sur un mouvement dans son entier, ce mouvement consiste en fait à isoler des muscles ou un groupe de muscles qui participent à trouver une façon précise et maîtrisée de réaliser l'enchaînement complet. Chacun de nous est unique, avec des muscles, des os et des articulations qui ont mis des années (pour la majorité) à dessiner une silhouette particulière.

Les principes de la technique Pilates

L'acquisition des habiletés nécessaires à l'exécution de ces nouveaux exercices, qui permettront d'atteindre l'équilibre corporel que procure la technique Pilates, exigera différents degrés d'effort et différentes manières de s'isoler, selon les individus.

Cela peut sembler décourageant, ou vous apparaître davantage comme un engagement dans un style de vie plutôt que comme une simple méthode d'entraînement. Pas de panique ! Une fois que vous maîtriserez quelques éléments de base, vous vous apercevrez que c'est fort simple, alors ne vous laissez pas rebuter par les descriptions qui précèdent.

À mon avis, les principes de Pilates ne sont rien de plus qu'un exposé honnête de ce que devrait être tout programme d'exercices efficace.

N'importe quel athlète, gymnaste, joueur de tennis ou de foot, exigerait qu'on lui explique les principes de contrôle, de concentration, de fluidité, de précision, d'enchaînement et d'isolement, de manière à les intégrer réellement. La respiration et le centre de gravité sont peut-être moins évidents, mais les haltérophiles, nageurs et adeptes du yoga souscriraient à ces concepts, tout en les utilisant et en les percevant en des termes différents. En tant que débutant de la technique Pilates, considérez-les comme un ensemble d'indices, plutôt que comme un ensemble de règles rigides.

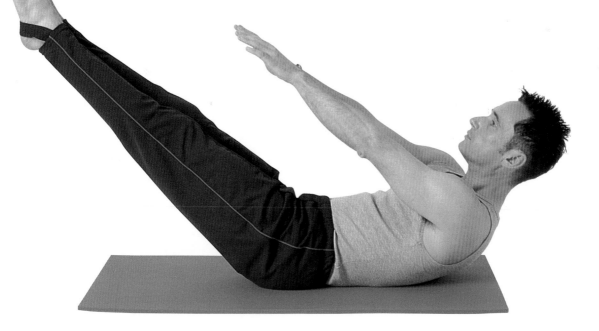

Qui peut profiter des bienfaits de la technique Pilates ?

Après avoir expliqué en quoi consiste la méthode Pilates et les principes qui la sous-tendent, on peut se demander qui, en l'occurrence, peut s'adonner à ce genre d'exercices, et à qui ils conviennent.

La réponse est simple : à peu près n'importe qui et tout le monde. L'âge ne pose aucun problème. J'ai connu des septuagénaires qui suivaient les cours pour débutants. La jeunesse n'est pas non plus un empêchement, car les exercices Pilates sont parfaits pour le développement corporel de l'adolescent, bien plus, d'ailleurs, que bien des approches basées sur la gymnastique. Les exercices Pilates n'exercent aucune pression sur les os en croissance. De plus, les articulations, les ligaments et les tendons n'étant pas encore ajustés à la nouvelle taille des adolescents et à cette force nouvelle qui fait leur orgueil, ils ne seront jamais soumis à des mouvements qui exigent de la force physique. Pour leur part, si elles sont bien informées et adéquatement conseillées, les personnes souffrant de maux de dos ou de problèmes articulatoires peuvent s'y adonner. Les exercices Pilates leur apporteront même de réels bienfaits. De nombreuses douleurs, qu'elles soient dues aux tensions de la vie quotidienne ou à la mauvaise posture que nous adoptons trop souvent pour accomplir de nombreuses tâches, peuvent être soulagées par un enchaînement d'exercices bien construit et suivi avec rigueur.

Quiconque recherche une silhouette plus longue et plus mince, une meilleure posture et cette sensation de bien-être que procurent des muscles qui travaillent comme il se doit et un corps bien contrôlé, devrait essayer la technique Pilates. Pas besoin d'être en forme pour vous y mettre ; ni d'être un expert. Tout ce qu'il vous faut, c'est une volonté ferme. En retour, vous gagnerez en force et en souplesse, et votre silhouette s'allongera et s'amincira. Vous améliorerez votre posture, serez moins enclins aux douleurs et aux maux de toutes sortes, et vous aurez beaucoup plus d'énergie.

Vous noterez également une légère (mais évidente) amélioration de votre respiration et de votre circulation. Avec une meilleure posture, vous aurez moins de maux de tête et de dos, vos jambes et vos bras auront un meilleur tonus musculaire, votre système lymphatique sera amélioré, et votre système immunitaire fortifié. Enfin, en développant la stabilité de votre centre de gravité, votre ventre sera plus plat et vos muscles abdominaux plus fermes. Les gens très actifs qui s'adonnent aux exercices Pilates en guise de passe-temps souffrent plus rarement de blessures, et celles-ci sont moins graves lorsqu'elles se produisent.

Seuls, les exercices Pilates ne vous aideront pas à perdre du poids, pas plus qu'ils ne redonneront la santé à votre cœur et à vos poumons. Pour ces cas particuliers, vous devrez vous adresser ailleurs. (Certains exercices cardiovasculaires, par exemple l'aérobique ou la marche rapide trois fois par semaine, sont recommandables pour vivre en santé le plus longtemps possible, mais demandez les conseils de votre médecin.)

Si j'insiste sur l'importance de l'entraînement cardiorespiratoire, c'est parce que l'on a tendance, de nos jours, à prendre l'exercice pour la panacée universelle. En ce qui a trait aux muscles et au squelette, les exercices décrits dans ce livre sont excellents pour procurer un bien-être fonctionnel. En fait, l'exercice rend les muscles, les articulations et les os assez forts pour la vie de tous les jours ; la technique de respiration apporte aussi de réels bienfaits, mais les exercices Pilates n'exigent pas du cœur qu'il travaille plus que d'habitude. Pour fortifier le cœur et pour un meilleur développement de l'appareil respiratoire, le conditionnement physique doit être plus exigeant. Selon de nombreuses recommandations médicales, un exercice qui augmente le rythme cardiaque et respiratoire de façon significative, pendant vingt minutes au moins trois fois par semaine, aura un effet notoire sur la santé.

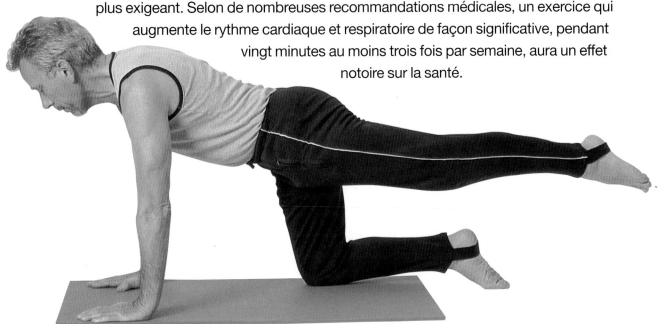

Préparation

Vous avez lu ce qui précède et vous avez décidé de continuer ? Que faire en guise de préparation, et par où commencer ? Arrivé à cette étape, vous aurez certainement compris que la première exigence de la méthode Pilates, c'est un réel engagement de votre part.

Il vous faudra aussi maîtriser certains concepts et actions élémentaires avant de débuter l'entraînement. Assurez-vous de bien les assimiler avant de vous lancer, car ils vous serviront pour la majorité des exercices et ils sont cruciaux à la fois pour exécuter les mouvements en toute sécurité, et pour en maximiser les bienfaits.

J'ai plus d'une fois soulevé la notion de stabilité du centre de gravité, et cette expression décrit un concept que Pilates a inventé et qu'il a appelé « le laboratoire ». Le « laboratoire » comprend les divers groupes de muscles de l'abdomen, du bas du dos, des fesses et des hanches.

L'important en ce qui a trait à ce centre, c'est que non seulement il contrôle la précision et l'exactitude des mouvements : il est l'élément principal d'une posture correcte et saine. C'est de cet axe que partent tous les mouvements Pilates, et dès lors, pour réussir n'importe lequel de ces exercices, il importe de savoir comment se servir intelligemment du « laboratoire ».

Sachez d'abord que chaque individu a sa propre façon d'exécuter les exercices, mais pour débuter, il y a un certain nombre de trucs qui peuvent aider. Le plus utile étant peut-être le mécanisme qui sert à corriger notre posture.

Debout ou assis, la plupart d'entre nous se tiennent mal. Nous avons tendance à laisser notre poids s'enfoncer dans notre centre, alors que notre centre accepte passivement cette surcharge.

Au contraire, pour que la station debout ou assise soit saine, il faut que le centre supporte activement notre poids. Il s'ensuit un allègement de la pression sur le dos et un redressement de la colonne, du bassin et des hanches, pour distribuer plus efficacement le stress qui résulte de la position debout.

Voici comment prendre une posture saine en station debout. Pour commencer, essayez de vous exercer devant un miroir. Très vite, cela deviendra une seconde nature.

• Écartez les pieds en parallèle dans le prolongement des hanches.

- Détendez vos genoux, de manière à ce qu'ils soient droits sans être tendus. Vous voulez que votre poids soit réparti équitablement entre l'avant et l'arrière de chaque pied, et de façon équilibrée entre les pieds. (En faisant cela, vous sentirez que vos hanches et votre colonne s'alignent mieux ensemble, et votre poids sera dirigé verticalement dans les articulations de vos genoux et de vos hanches.)

- Concentrez-vous maintenant sur votre abdomen et exercez une traction ferme sur le périnée (qui sert à interrompre l'émission d'urine). Au même moment, rentrez bien le nombril vers la colonne lombaire. (Cela aplatit votre ventre et change la courbe dans le bas de votre dos ; vous sentirez un poids se soulever à partir de ce point.)

- Revenez maintenant à vos pieds et imaginez-les comme deux rectangles. Il faut que votre poids soit bien réparti entre chaque pied et entre les quatre coins de chaque rectangle imaginaire.

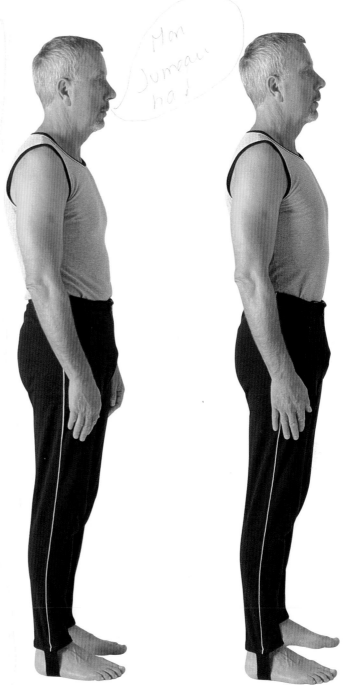

Mauvaise posture de la colonne.　　　Posture correcte.

- Concentrez-vous sur votre tête. Imaginez qu'un fil court à la verticale le long de votre colonne et de votre cou, jusqu'au sommet du crâne et jusqu'au plafond. Tout en regardant droit devant vous, imaginez que la seule tension de ce fil vous permet de garder votre corps bien droit et tiré vers le haut.
- Enfin, concentrez-vous sur vos épaules. Détendez-les bien et pensez à vos clavicules. Essayez de les garder aussi loin que possible l'une de l'autre, bras ballants au repos.

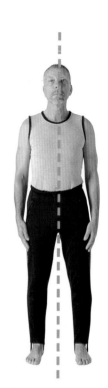

Imaginez un fil traversant votre colonne vertébrale jusqu'au plafond, pour vous aider à garder une posture correcte.

Au début, cela peut vous sembler un peu bizarre, mais vous vous y habituerez très vite. Exercez-vous à chaque fois que cela est possible : à l'arrêt d'autobus, en lavant la vaisselle, pendant que vous vous brossez les dents. Vous serez étonné à quel point la chose devient vite naturelle. Et à quelle vitesse cela influence l'apparence de votre silhouette.

Vous aurez sans doute noté, dans ce qui précède, qu'on vous répète souvent d'imaginer des choses. Cette technique moderne nous vient des sciences sportives. Nous avons tous utilisé ce type d'approche depuis notre enfance, et bien que la visualisation remonte probablement à la préhistoire, les psychologues sportifs ont récemment découvert que c'est un outil très puissant lorsqu'on s'en sert pour acquérir de nouvelles habiletés motrices (musculaires). Ils ont également trouvé que cela réduit de façon significative le temps qu'il faut pour acquérir de telles aptitudes.

Dans sa plus simple expression, la technique demande de visualiser la chose que vous désirez réussir, et d'essayer d'imaginer ce que vous ressentez, les émotions que cela provoque en vous, et ainsi de suite. La visualisation permet aussi de parler d'activités et de parties du corps que bien des gens connaissent peu, et elle aide à mémoriser, avec assez de précision, toute nouvelle habileté, une fois que vous l'avez réussie.

Les entraîneurs de Pilates s'en servent beaucoup pour décrire comment réussir quelques-uns des mouvements de base du répertoire, parce que les mouvements en eux-mêmes sont souvent inhabituels. Par conséquent, il peut être difficile de les imaginer sans aucune aide. Si, lorsque vous maîtrisez un mouvement ou un exercice, vous préférez le visualiser en vous servant d'une autre image que celle proposée, c'est parfait. Les idées émises ici sont des suggestions et doivent être comprises comme telles.

Outre la visualisation, voici une autre technique pour vous aider à trouver et à utiliser les bons muscles. Il s'agit simplement de toucher le muscle dont vous voulez vous servir. Cela permet d'envoyer un message dans la région appropriée du cerveau, traçant pour ainsi dire une route pour permettre au message réciproque venant du cerveau de trouver son chemin le temps venu. En répétant l'exercice deux ou trois fois pour les muscles que vous avez du mal à activer, vous serez étonné de la différence que cela fait lorsque vous voulez faire travailler un muscle.

On obtient une bonne posture assise à peu près de la même manière.

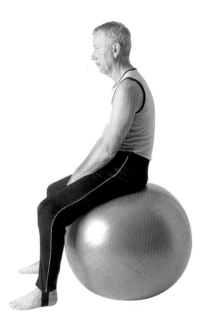

Voici une mauvaise position assise.

- Assoyez-vous droit sur une chaise, les pieds parallèles et à plat sur le plancher, écartés dans le prolongement des hanches. L'angle du genou devrait être d'environ 90°.
- Il faut laisser un peu de poids sur vos pieds. De cette manière, vous saurez que vous ne penchez pas trop vers l'arrière.
- Exactement comme pour la station debout, contractez le muscle du périnée et servez-vous des muscles du bas du ventre pour rentrer le nombril vers la colonne lombaire. (Vous sentirez un changement s'opérer dans la courbe au bas de votre dos, en même temps qu'une réduction de la tension.)
- Allongez le cou vers le plafond (pensez au fil qui traverse votre colonne et votre crâne).
- Détendez vos épaules et vos bras et écartez les clavicules au maximum.

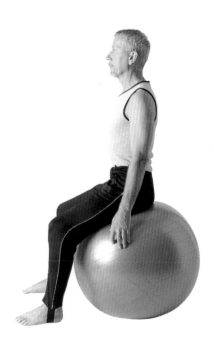

Ici, la position assise est bonne.

Préparation

Là encore, la première fois que vous prenez cette position, vous pourriez ressentir de l'inconfort. Ne vous découragez pas. Persistez. En général, après deux semaines, cela devrait vous paraître à peu près naturel.

Plusieurs des exercices que vous devrez accomplir se font étendu sur le dos. Il est important de prendre la bonne posture couchée pour pouvoir réussir des exercices efficaces en toute sécurité.

La position couchée correcte n'est rien de plus qu'une adaptation des positions debout et assise dont nous venons de parler.

- Étendez-vous sur le dos sur un tapis de gymnastique. Pliez les genoux en ramenant les pieds vers les fesses. Vos pieds doivent rester à plat sur le plancher, écartés en parallèle dans le prolongement des hanches, et vos bras doivent être allongés et détendus de chaque côté de votre corps.

- Vos épaules doivent être détendues et abaissées. Faites en sorte que votre corps soit bien allongé : il suffit d'étirer votre cou comme dans les positions debout et assise.

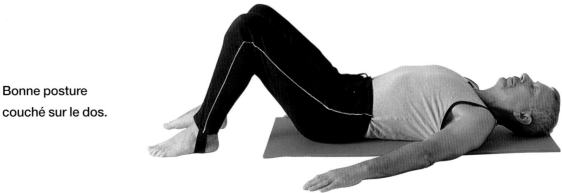

Bonne posture couché sur le dos.

- Si cette position vous cause un inconfort au niveau du cou, un coussin ferme ou une serviette pliée sous la tête devraient régler ce problème. Si je me fie à mon expérience, au début une serviette pliée est utile pour la plupart des gens, mais ils s'en passent très bien par la suite.

Cette position est parfaite pour exercer le contrôle élémentaire des muscles abdominaux qu'exigent la plupart des exercices. Encore une fois, cela deviendra vite naturel à mesure que vous progresserez.

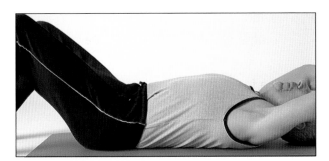

Arrondissez votre colonne vers le plancher de manière à l'imprimer dans le tapis. Notez la sensation que cela procure.

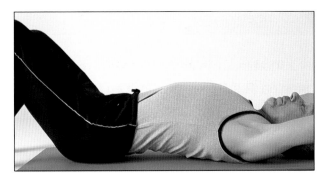

Maintenant, arrondissez la colonne dans l'autre sens, pour qu'elle se courbe de manière à s'éloigner le plus possible du tapis. Notez la sensation ressentie.

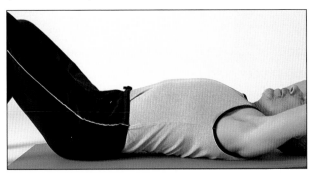

Placez ensuite votre colonne dans une position qui se situe environ à mi-chemin entre ces deux extrêmes.

Ce contrôle abdominal est crucial, et de nombreux entraîneurs ont tenté de le décrire de maintes façons.

Alors que vous êtes étendu sur le plancher dans la position décrite plus haut, ce que l'on appelle communément le « creux » du dos créera un espace entre la colonne et le tapis. C'est normal et souhaitable, et la dimension de cet espace varie d'une personne à l'autre. Toutefois, nous avons presque tous été habitués à laisser les muscles abdominaux se détendre complètement lorsque nous sommes sur le dos, ce qui accentue la courbe naturelle de la colonne. C'est ici qu'entre en jeu le concept de « colonne neutre ».

Quand vous aurez pris les bonnes positions dans les exercices de posture (assis et debout), vous pourrez sentir une courbe en plaçant une de vos mains dans le creux de votre dos. Comme je l'ai dit plus tôt, nous avons tous cette courbe plus ou moins prononcée. Par souci de simplicité, j'appellerai cette courbe la « colonne neutre ».

Étendu sur le tapis, il est nécessaire de rétablir cette courbe. Pour y arriver, allongez-vous, pieds ramenés bien à plat vers les fesses et écartés dans le prolongement des hanches. Recommencez deux ou trois fois, jusqu'à ce que vous sentiez que vous êtes « à mi-chemin » : vous avez trouvé votre « colonne neutre ».

Ce qui confère leur importance à ce concept et à cette position, c'est que beaucoup d'exercices exigent que vous gardiez la colonne dans cette position en vous servant des muscles abdominaux inférieurs, pendant que vous exécutez les mouvements avec les membres et le thorax (la poitrine). C'est ici que le concept de « centre de gravité » devient une réalité pratique.

Préparation

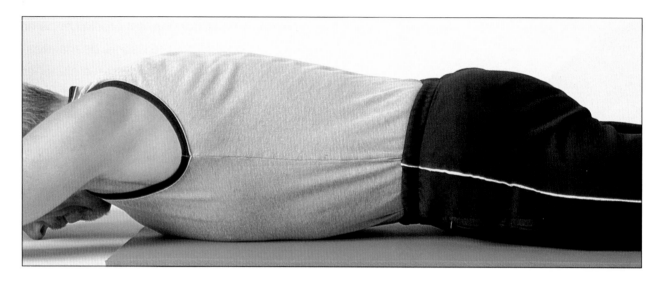

Il n'est pas toujours facile d'activer vos muscles abdominaux inférieurs, c'est-à-dire les muscles qui vous permettront de garder votre colonne en position neutre, tout en faisant bouger vos jambes et vos bras. Nous avons décrit ce processus en illustrant les bonnes postures. Concentrez-vous maintenant sur l'abdomen et contractez bien les muscles du périnée. En même temps, rentrez bien le nombril vers la colonne lombaire. Votre ventre s'aplatit et la courbe dans le bas de votre dos se modifie. Pendant l'action, vous sentirez un poids se soulever dans cette région de votre dos. Les deux muscles utilisés doivent être fermement contractés. Cela vous sera utile jusqu'à ce que vous puissiez utiliser le muscle abdominal inférieur sans problème. Vous pourrez alors varier la force de la contraction pour garder votre colonne en position neutre.

L'une des principales fonctions des muscles abdominaux est de servir de complément aux muscles de la colonne lombaire et d'aider à sa stabilisation lorsque nous bougeons ; et l'un des principaux objectifs des exercices Pilates est de les encourager à le faire à tout moment, plutôt que sporadiquement, comme c'est le cas pour la majorité d'entre nous.

Exercez-vous à rentrer le nombril vers la colonne dans cette position. C'est la meilleure façon de faire participer le « centre » au moment d'exécuter les exercices. Rentrer le nombril ne veut pas dire retenir votre respiration et creuser le ventre pour montrer les côtes, comme font les enfants. Il s'agit plutôt d'imaginer, par exemple, qu'un gros élastique est attaché à votre colonne par le nombril pour les retenir ensemble. Peu importe le degré d'étirement de cet élastique, les muscles abdominaux conservent toujours leur tension.

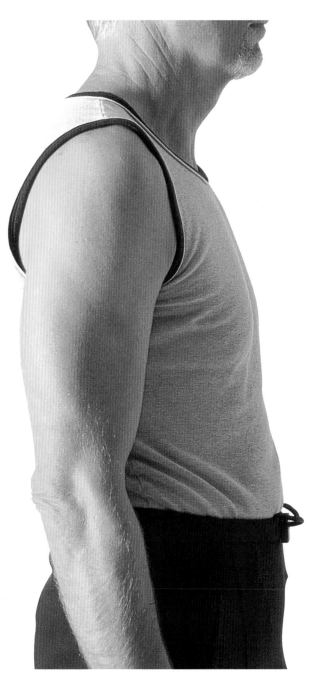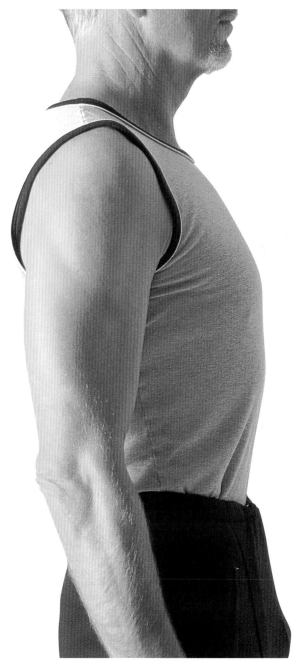

Le ventre détendu…   … et rentré.

Préparation

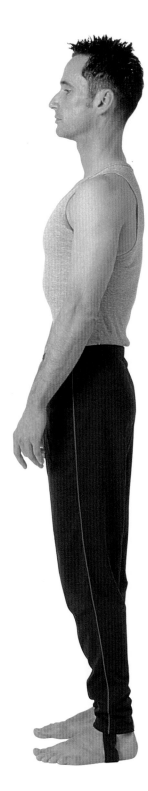

Une autre façon fort utile de vous préparer à l'enchaînement des exercices consiste à vous exercer à garder l'équilibre. Il peut sembler étrange de suggérer ce genre d'exercice pour vous préparer à une séance qui se fera en grande partie en position étendue sur le dos, et cela n'est pas essentiel. Mais vous saurez ainsi que tous vos muscles et tous vos sens sont prêts à être utilisés. Cela permet aussi d'amorcer la rééducation des réseaux nerveux qui contrôlent notre façon d'utiliser nos muscles, pour qu'ils répondent plus rapidement et plus efficacement lorsque sollicités.

ÉTAPE 1
Commencez en position debout, pieds nus, sur une surface dure.

ÉTAPE 2
Soulevez un pied d'environ 15 cm (6 po) en pliant le genou. Ce sera plus facile si vous vous concentrez sur votre genou plutôt que sur votre pied. Rentrez le ventre fermement lorsque vous faites cet exercice, car cela facilite son exécution.

Changez de jambe trois ou quatre fois. Quand vous vous sentirez plus confiant, vous pourrez fermer les yeux. Assurez-vous d'abord de pouvoir trouver appui en cas de déséquilibre, car l'exercice peut se révéler assez difficile au début.

Un autre exercice avant d'entreprendre votre entraînement consiste à essayer de respirer convenablement.

J'ai déjà parlé de la technique respiratoire dans les pages précédentes, mais je prends la peine d'y revenir, parce que c'est l'aspect de la méthode Pilates qui cause le plus de problèmes à la plupart des débutants.

Car lorsque l'on commence à s'entraîner et qu'on nous demande de nous concentrer, nous sommes tous portés à nous crisper et à cesser de respirer. Ceux qui ont suivi des cours d'initiation à la biologie s'en souviendront : c'est la pire chose qui puisse arriver aux muscles que l'on veut faire travailler.

En fait, cela a également pour effet d'augmenter le taux d'acidité dans le sang. Et il semble qu'il y ait un lien entre cette hausse de l'acidité, et un certain nombre des effets nuisibles normalement associés à ce que nous appelons le stress. Alors, quoi qu'il arrive : respirez. Même si vous ne le faites pas exactement dans les règles de l'art, c'est encore mieux que de cesser de respirer ou de retenir sa respiration. Familiarisez-vous d'abord avec la technique, et concentrez-vous ensuite sur la bonne manière de respirer.

Lorsqu'on nous demande de prendre une inspiration consciemment, nous sommes tous portés à faire deux choses. Nous soulevons l'avant de la cage thoracique en direction du menton, et au même moment, nous tendons les épaules. (Faites l'expérience devant un miroir, en position assise ou debout, en prenant une ou deux bonnes respirations.) Ce mécanisme résulte en grande partie de notre style de vie moderne, qui nous force à passer beaucoup de temps assis ou encore stressés ou angoissés. Bien que ce mécanisme — qui apporte de petites quantités d'oxygène aux muscles en un temps record — soit très utile si vous êtes en danger et que vous devez fuir rapidement, il n'est pas efficace dans nos activités de tous les jours. Il peut aussi être utile pour courir le sprint, mais il sera inefficace et stressant si vous essayez de faire une activité qui prend plus d'une dizaine de secondes.

La bonne manière de respirer (c'est-à-dire d'inhaler un maximum d'oxygène et d'exhaler un maximum de dioxyde de carbone) exige l'utilisation du diaphragme et de la partie inférieure de la cavité pulmonaire.

Préparation

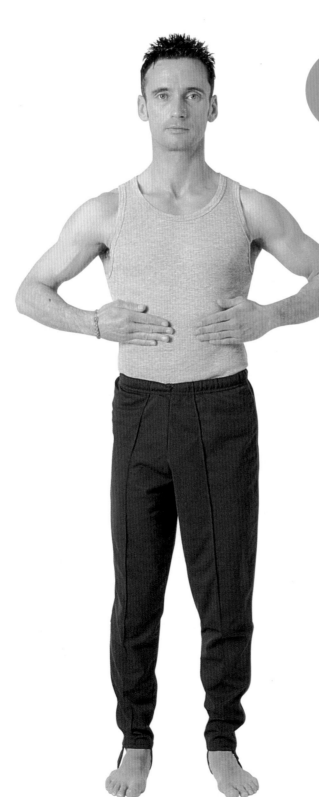

ÉTAPE 1

Tenez-vous dans la position détendue illustrée ici. Placez ensuite les mains de chaque côté au bas des côtes, au-dessus des hanches.

Au moment d'exhaler, faites remonter votre diaphragme vers les poumons et sentez se contracter le bas de votre cage thoracique. Si vous ne réussissez pas du premier coup, ne vous inquiétez pas et recommencez.

D'autres techniques pourraient aussi vous aider à mieux sentir le mouvement exécuté.

Ramenez vos bras, coudes pliés, en avant de vous, et placez-les contre la partie basse de vos côtes (vos bras entourent votre poitrine). Tenez chaque coude avec la main opposée. En contractant fermement le ventre, concentrez-vous sur le bas de vos côtes (juste sous les bras) ; gonflez cette partie de votre cage thoracique pendant l'inspiration, et contractez-la pendant l'expiration.

Si vous n'y arrivez pas, essayez ceci : entourez votre cage thoracique avec une grande serviette contre laquelle vous pourrez tenter d'exercer une pression avec vos côtes.

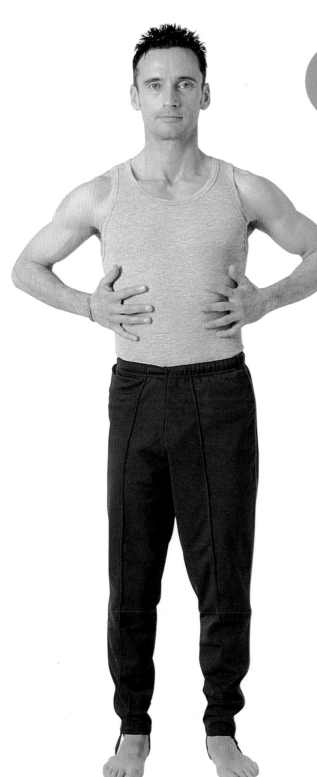

ÉTAPE 2
Pendant que vous inspirez, poussez votre diaphragme vers le bas et essayez de pousser vos côtes vers l'extérieur, contre vos doigts. Concentrez-vous sur le mouvement de la partie inférieure de la poitrine, tout en essayant de garder la partie supérieure détendue.

Exercez-vous à ces éléments de la technique pendant au moins une semaine, avant d'entreprendre le programme comme tel.

En plus d'acquérir une bonne connaissance des éléments de base, vous gagnerez assez de confiance en vous pour aborder les exercices dans le meilleur état d'esprit possible. Une fois que vous maîtrisez bien ces exercices, ils présentent l'avantage supplémentaire d'être très relaxants, et si vous vous exercez à rester étendu sur le tapis avec votre colonne en position neutre, il se pourrait fort bien que vous tombiez endormi.

Enfin, la plus importante chose à faire (à mon avis) avant de commencer, c'est de vous préparer mentalement à prendre le temps d'exécuter l'enchaînement des exercices (au niveau qui vous convient). On recommande au moins dix séances, avant que vous puissiez juger si oui ou non le méthode vous apporte les bienfaits escomptés.

Ce qu'il vous faut pour commencer

Une fois que vous aurez suivi toutes les recommandations des chapitres précédents, et que vous aurez décidé de vous y mettre, par où commencerez-vous ? Comme dans tout nouveau projet, cette étape est la plus difficile à franchir, parce que c'est ici que vous prendrez la mesure de votre engagement. Aussi sera-t-il rentable de voir à ce que votre préparation soit aussi parfaite que possible.

1 Si vous ne l'avez déjà fait, demandez l'avis de votre médecin. C'est absolument indispensable si vous avez des problèmes d'hypertension ou cardiaques, si vous êtes sous médication, ou si vous avez des problèmes musculaires ou articulatoires. Si vous êtes enceinte, n'entreprenez aucun nouveau programme d'exercices, et si vous n'avez pas fait d'exercice depuis longtemps, ne commencez rien avant d'avoir consulté votre médecin.

2 Portez des vêtements assez confortables pour vous étendre, vous rouler et vous étirer sur le plancher. Un survêtement de sport fait parfaitement l'affaire, mais un t-shirt ou un pull et un pantalon de jogging sont tout aussi indiqués. Il importe surtout de ne pas être distrait ou entravé par vos vêtements. Ne portez pas de chaussures. Si vous devez porter des chaussettes, essayez de vous procurer des antidérapantes.

3 Vous aurez besoin d'un tapis de gymnastique pour vous étendre. Peu importe l'épaisseur de ce tapis, n'omettez jamais de vous en servir. Vous ressentiriez de l'inconfort. Je recommande un tapis en caoutchouc mousse épais et assez ferme, qui protège et supporte vraiment la colonne lorsque vous vous allongez par terre.

4 Nous avons à peu près tous besoin de support pour la tête et le cou, au moins au début. Un petit coussin ferme ou une serviette pliée feront en général l'affaire. Ce support permet au cou de rester confortablement aligné en position couchée.

5 Assurez-vous d'avoir assez d'espace autour de vous pour exécuter votre programme. C'est-à-dire assez d'espace pour vous permettre de vous étendre de tout votre long et d'étirer bras et jambes au maximum, et assez d'espace pour vos exercices d'échauffement et de détente, qui se font debout.

6 La température de la pièce doit être adéquate. Vous en jugerez vous-même. Si vous êtes de nature frileuse, optez plutôt pour un peu plus chaud ; si, au contraire, le moindre effort vous donne chaud au point d'en ressentir de l'inconfort, pensez-y au moment de régler le thermostat.

Ce qu'il vous faut pour commencer

7 Idéalement, optez pour une pièce où vous ne serez pas dérangé. Ce serait une mauvais idée de débuter vos exercices dans le séjour, si vous risquez d'être interrompu à tout moment par le reste de la famille qui y circule ou par le son de la télé. Il faut une bonne atmosphère pour vous aider à vous concentrer.

8 Planifiez le temps qu'il faut pour compléter votre enchaînement, sans oublier la période d'échauffement et celle de détente. C'est encore une question de concentration. Si vous essayez de compléter vos exercices en un temps record parce que vous pensez aux tâches que vous devrez accomplir ensuite, vous serez constamment distrait. Si vous dressez votre liste d'épicerie ou si vous pensez à ce que vous ferez pendant le week-end, plutôt qu'à vos exercices, vous raterez votre objectif. La qualité, non la quantité, est la clé de la technique Pilates. Le secret de la réussite, c'est un esprit et un corps travaillant à l'unisson.

Parlant de qualité, je tiens à mentionner un point important pour ceux qui sont habitués à un autre genre d'exercices. Si vous ressentez de la douleur musculaire après avoir exécuté les exercices Pilates tels qu'ils sont enseignés dans ce livre, il y a fort à parier que vous n'avez pas utilisé exactement la bonne technique. La douleur musculaire peut résulter de plusieurs choses : un excès d'acide lactique dans les muscles, une légère déchirure des tissus musculaires, ou encore un manque d'étirement des muscles. Ce genre de douleur est le signe que vous ne faites pas les exercices exactement comme il se doit. Et si vous voulez que vos muscles fonctionnent adéquatement à l'avenir, l'énergie et les ressources de votre corps devront ensuite servir à réparer les dégâts. Les exercices Pilates ne causent pas de choc, et ils n'exigent pas que les muscles soient exagérément étirés. Le seul fait d'augmenter la difficulté d'exécution un peu à la fois stimule le muscle. Nul besoin, donc, que les muscles ou les articulations fassent davantage que de répondre avec un maximum d'efficacité, ce qui permet d'éviter tout genre de lésion tissulaire.

9 Si vous avez des maux ou des douleurs précis ou quelque blessure particulière, faites bien les exercices prescrits pour y remédier, avant d'entreprendre l'entraînement.

Ce qu'il vous faut pour commencer

ÉCHAUFFEMENT

L'échauffement est indispensable avant tout exercice physique. Il prépare les muscles et les articulations à fournir un plus haut niveau d'effort que d'habitude ; il augmente la circulation du sang vers les organes, surtout vers le cœur. Les exercices d'échauffement préparent le cœur à pomper de plus grandes quantités d'oxygène pour ramener le sang aux muscles et aux articulations, qui à leur tour seront en mesure de fournir l'effort supplémentaire que nous exigerons d'eux.

Comme les exercices Pilates ne semblent pas trop ardus, on peut être tenté de minimiser le besoin d'un échauffement préalable. Ne tombez pas dans ce piège. Le contrôle et la concentration qu'exigent les exercices Pilates peuvent nous rendre moins conscients de la tension qui s'exerce, à froid, sur les muscles et les articulations, et dans les cas extrêmes il peut en résulter des blessures.

Et puisque les exercices Pilates utilisent toutes les parties du corps, il est important que toute séance d'échauffement en fasse autant. Pour être bien sûr de n'oublier aucun mouvement d'échauffement, je préfère aller du bas vers le haut, c'est-à-dire échauffer les pieds et les jambes, en allant vers les hanches et le dos, pour finir par les épaules et le cou.

Ce qu'il vous faut pour commencer

FLEXION DES ORTEILS

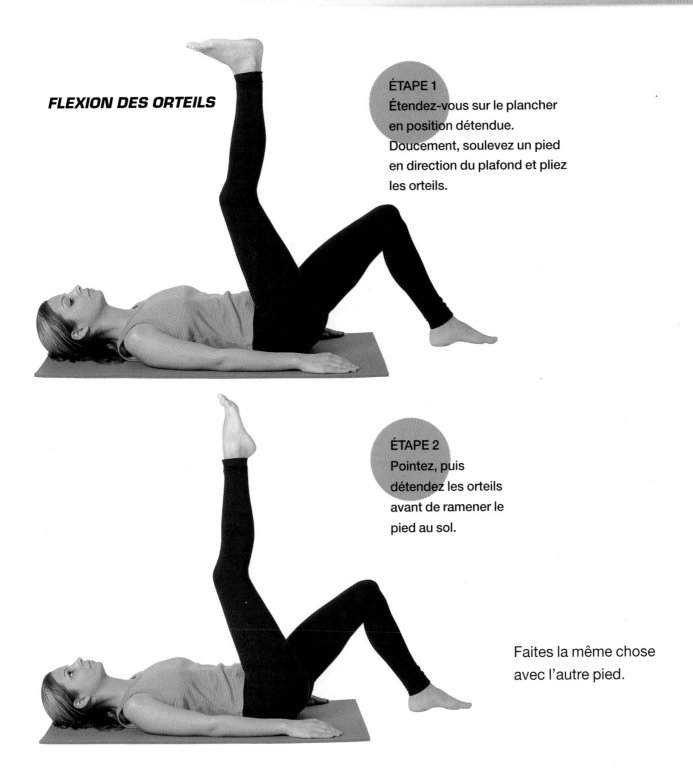

ÉTAPE 1
Étendez-vous sur le plancher en position détendue. Doucement, soulevez un pied en direction du plafond et pliez les orteils.

ÉTAPE 2
Pointez, puis détendez les orteils avant de ramener le pied au sol.

Faites la même chose avec l'autre pied.

Ce qu'il vous faut pour commencer

ROULEMENT DES GENOUX

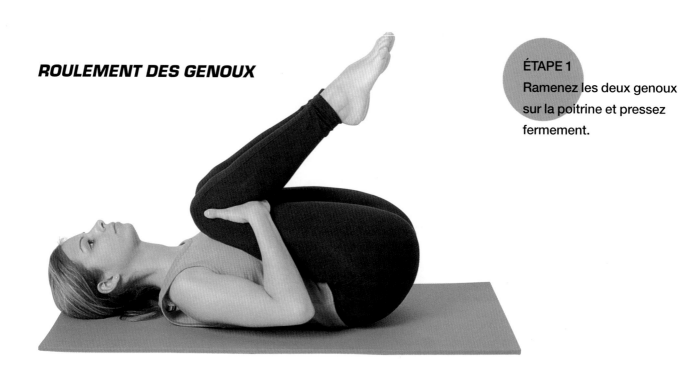

ÉTAPE 1
Ramenez les deux genoux sur la poitrine et pressez fermement.

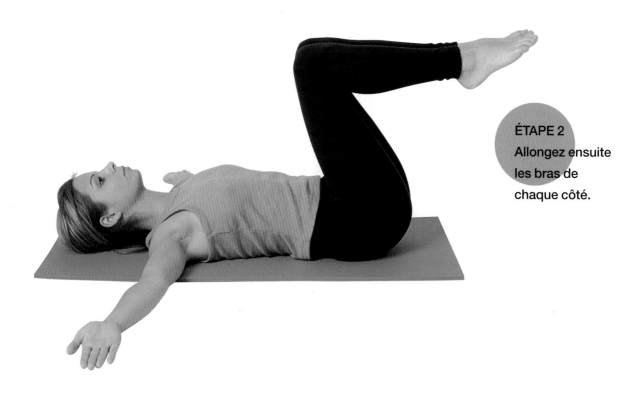

ÉTAPE 2
Allongez ensuite les bras de chaque côté.

Ce qu'il vous faut pour commencer

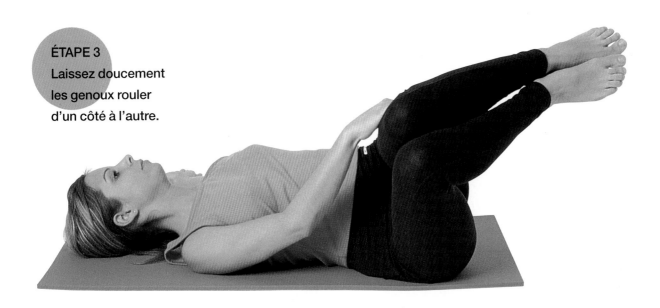

ÉTAPE 3
Laissez doucement les genoux rouler d'un côté à l'autre.

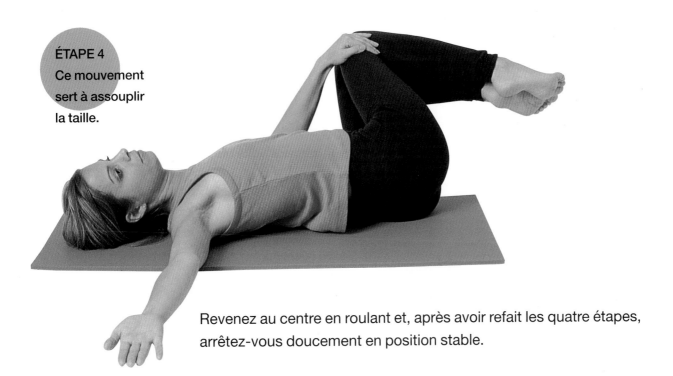

ÉTAPE 4
Ce mouvement sert à assouplir la taille.

Revenez au centre en roulant et, après avoir refait les quatre étapes, arrêtez-vous doucement en position stable.

**ROTATION
DE LA CHEVILLE**

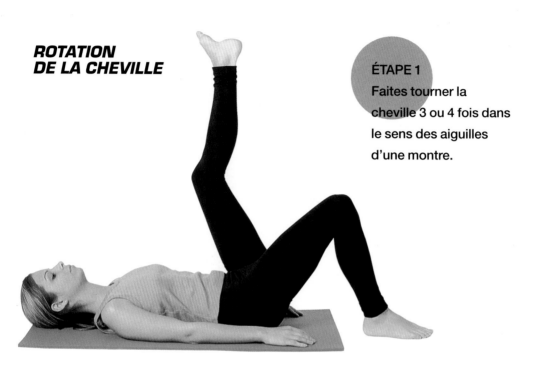

ÉTAPE 1

Faites tourner la
cheville 3 ou 4 fois dans
le sens des aiguilles
d'une montre.

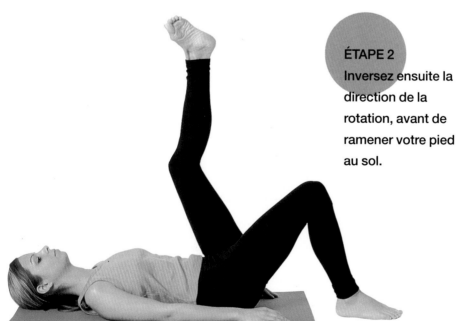

ÉTAPE 2

Inversez ensuite la
direction de la
rotation, avant de
ramener votre pied
au sol.

Répétez avec l'autre pied.

Ce qu'il vous faut pour commencer

ROTATION DES ÉPAULES

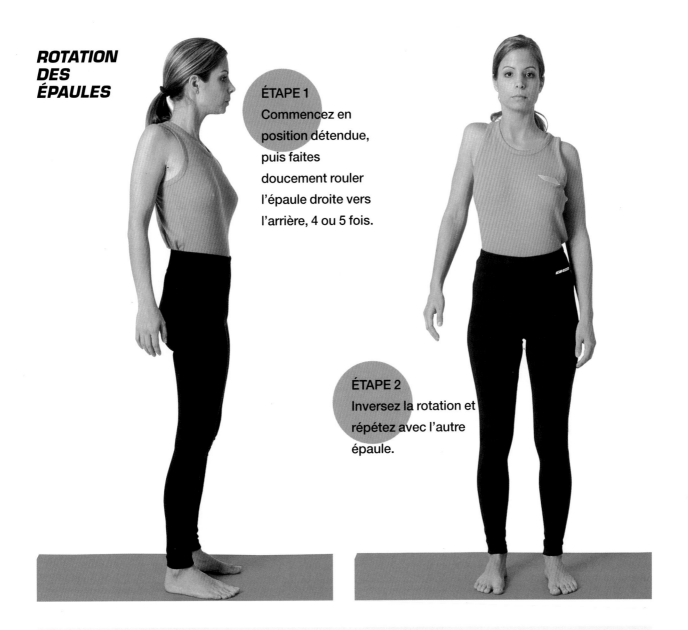

ÉTAPE 1
Commencez en position détendue, puis faites doucement rouler l'épaule droite vers l'arrière, 4 ou 5 fois.

ÉTAPE 2
Inversez la rotation et répétez avec l'autre épaule.

Assurez-vous d'utiliser les muscles de l'épaule lorsque vous exécutez cet exercice, et essayez de ne pas tendre les muscles du cou.

Ce qu'il vous faut pour commencer

ROULEMENT VERS LE BAS

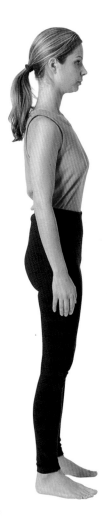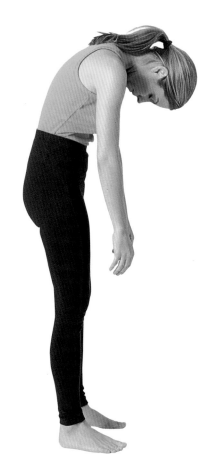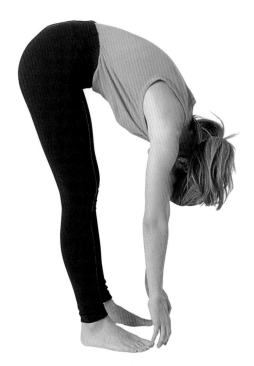

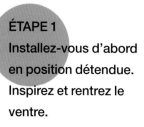

ÉTAPE 1

Installez-vous d'abord en position détendue. Inspirez et rentrez le ventre.

ÉTAPE 2

Pliez le corps vers l'avant à partir des hanches, laissez vos bras pendre lourdement, et étirez le buste vers le plancher. Expirez en faisant ce mouvement.

ÉTAPE 3

Arrondissez la colonne en descendant, étirant les muscles sur toute la longueur du dos.

Ce qu'il vous faut pour commencer

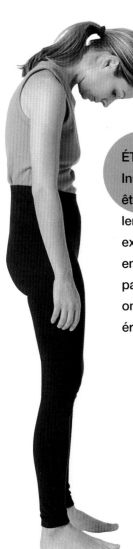

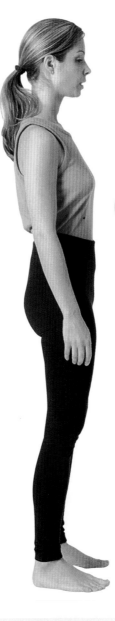

ÉTAPE 4

Inspirez pendant que vous êtes en bas, puis remontez lentement. Pendant cet exercice, imaginez que vous empilez vos vertèbres l'une par-dessus l'autre, comme on empile des briques pour ériger un mur.

ÉTAPE 5

Faites en sorte que votre tête bouge en dernier, et au moment où elle arrive en position verticale, étirez le cou vers le sommet de la tête et jusqu'au plafond. Répétez.

Si vous sentez une tension à l'arrière des jambes, pliez les genoux légèrement jusqu'à ce que la tension disparaisse. Vos fesses ne doivent pas ressortir : elles doivent rester dans la même position que lorsque vous vous tenez à la verticale.

Ce qu'il vous faut pour commencer

ROTATION DE LA TÊTE

ÉTAPE 1
Debout en position détendue, gardez la tête bien droite.

ÉTAPE 2
Inspirez, puis tournez lentement la tête vers la gauche ; expirez.

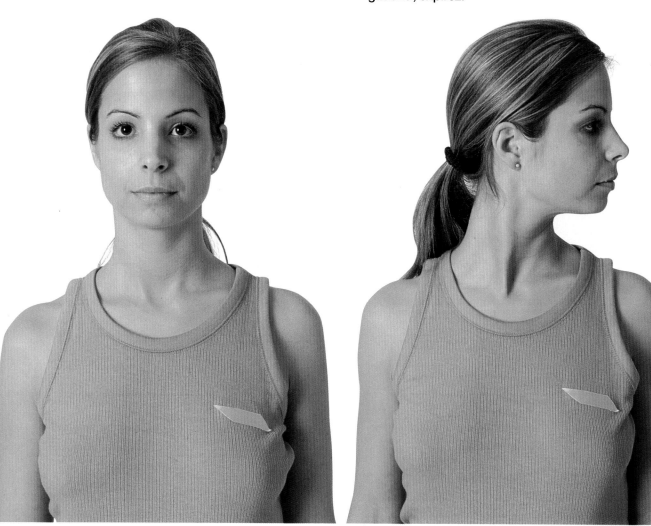

Ce qu'il vous faut pour commencer

ÉTAPE 3

Ramenez la tête au centre et inspirez.

ÉTAPE 4

Tournez la tête vers la droite. Expirez.

ÉTAPE 5

Ramenez-la ensuite vers le centre et inspirez. Répétez deux fois de chaque côté.

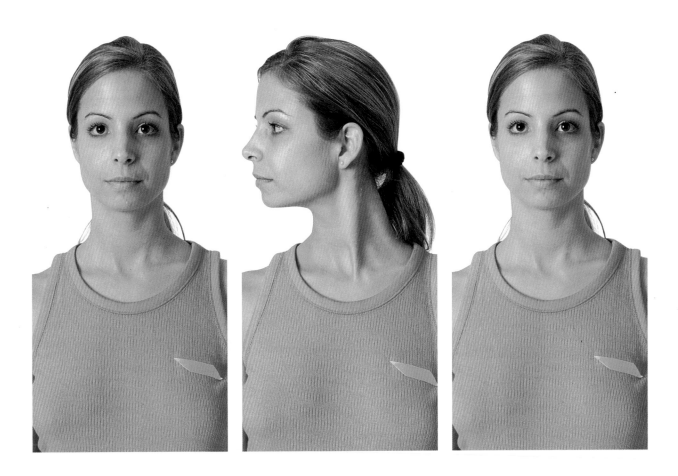

Encore une fois, gardez les muscles du cou aussi détendus que possible et concentrez-vous sur votre respiration. Cela vous servira de préparation, si vous en avez besoin, pour un bon rythme respiratoire au moment de faire l'exercice.

Ce qu'il vous faut pour commencer

OUVERTURE DE LA POITRINE

ÉTAPE 1

Tenez-vous en position naturelle ou neutre comme précédemment. Tournez les paumes des mains vers le haut, et ramenez les deux mains ensemble devant vous.

ÉTAPE 2

Ramenez un bras à environ 11 heures, et l'autre vers 5 heures, de manière à ce que vos épaules forment une diagonale traversant votre corps. Lentement (en gardant le dos en position neutre), essayez d'étirer vos mains de chaque côté de vous. Vous devriez sentir vos muscles s'étirer à l'avant des épaules et en travers de la poitrine.

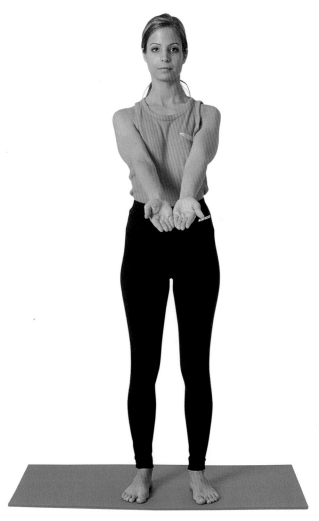

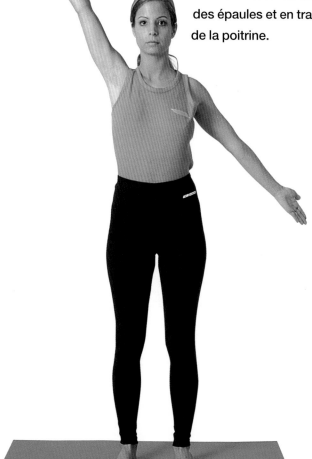

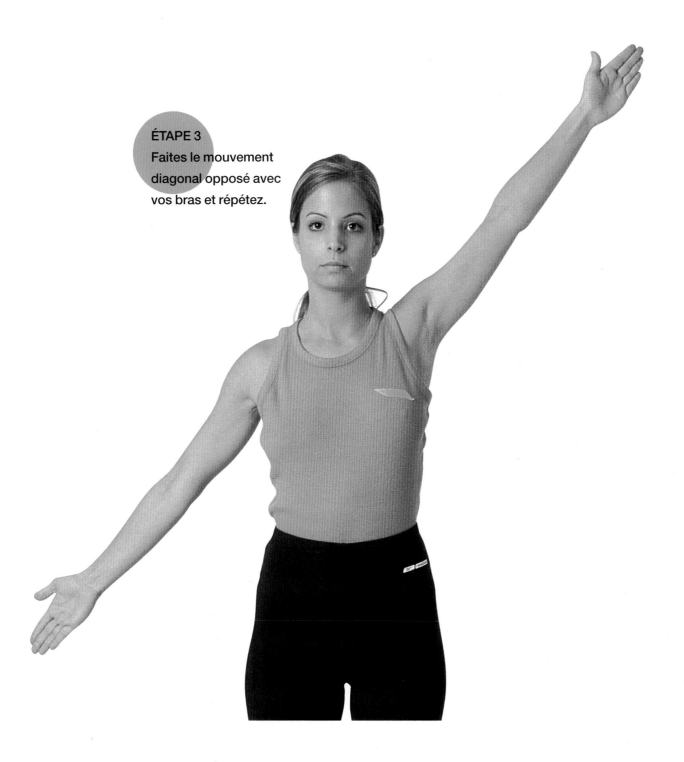

ÉTAPE 3
Faites le mouvement diagonal opposé avec vos bras et répétez.

Le programme d'exercices Pilates

Le programme complet comprend trente-quatre exercices au tapis, et Joseph Pilates a conçu leur enchaînement comme une suite qu'il jugeait à la fois logique et naturelle.

Pour la personne qui s'entraîne sans supervision (et les autres aussi), certains de ces exercices sont beaucoup trop difficiles, tant que la force du « centre » n'est pas développée. Lorsqu'on vous donne le choix d'exécuter un exercice selon divers degrés d'intensité, commencez toujours par le moindre ; vous passerez à l'intensité maximale une fois que vous maîtriserez toutes les options. Vous éviterez ainsi de vous infliger des blessures. De plus, avant de faire l'enchaînement complet, vous aurez une bonne idée de sa difficulté et de ce que vous ressentirez quand vous ferez tous les exercices correctement. Si, à quelque moment que ce soit, vous ressentez de la douleur, cessez l'exercice, relisez les instructions, et essayez à nouveau. Si vous avez toujours mal, consultez un médecin.

Il importe, pour tous les exercices, que vous soyez en position neutre dès le début, avant même d'amorcer tout mouvement. C'est-à-dire que vous devez avoir trouvé votre colonne neutre, vos muscles abdominaux inférieurs doivent être contractés, et votre tête bien étirée dans l'axe du cou, qui lui, sera bien aligné sur votre colonne. Vos épaules doivent être détendues.

Il est possible que les instructions pour les exercices individuels ne réitèrent pas toujours ce conseil, mais il est important de commencer et de terminer chaque série d'exercices en revenant à la position initiale, de façon à réduire les risques de blessures dues à la négligence.

Le programme d'exercices Pilates

LE 100

Cet exercice a trait à la force du buste et au contrôle de la respiration. Ce qu'il faut surtout retenir lorsque vous l'exécutez, c'est de toujours garder le dos en position neutre. Si vous ressentez de la douleur dans le cou ou le dos, revenez à une posture plus confortable.

ÉTAPE 1
Couchez-vous sur le dos, la colonne en position neutre, et autant que possible, alignée sur votre cou. Pliez les genoux et remontez les pieds de manière à ramener les genoux sur la poitrine. Ramenez votre colonne en position neutre.

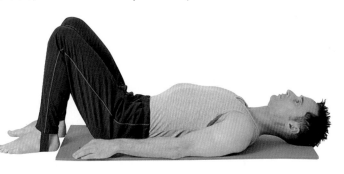

ÉTAPE 2
Soulevez la tête et les épaules, rentrez le ventre et tendez les genoux en abaissant vos pieds vers le sol jusqu'à ce que vous ne puissiez plus maintenir votre « colonne neutre ».

ÉTAPE 3
Relevez les mains à environ 5 cm (2 po) du sol et éloignez-les le plus possible de vos épaules en étirant. Vos bras doivent rester droits. Gardez cette position en comptant jusqu'à cent : inspirez en comptant jusqu'à six et expirez en comptant jusqu'à six. Pour vous aider à garder le compte, vous pouvez imprimer une légère pulsion à vos mains.

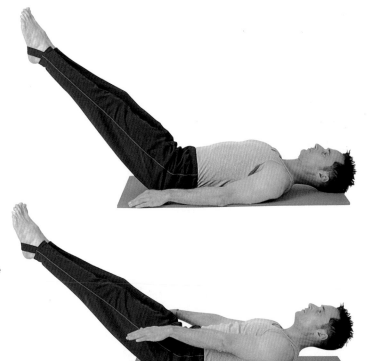

Le programme d'exercices Pilates

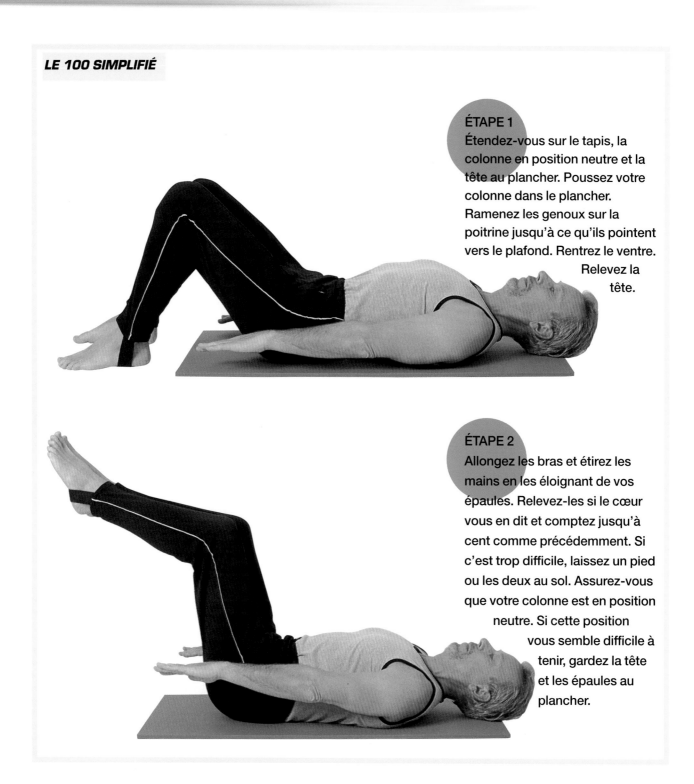

LE 100 SIMPLIFIÉ

ÉTAPE 1
Étendez-vous sur le tapis, la colonne en position neutre et la tête au plancher. Poussez votre colonne dans le plancher. Ramenez les genoux sur la poitrine jusqu'à ce qu'ils pointent vers le plafond. Rentrez le ventre. Relevez la tête.

ÉTAPE 2
Allongez les bras et étirez les mains en les éloignant de vos épaules. Relevez-les si le cœur vous en dit et comptez jusqu'à cent comme précédemment. Si c'est trop difficile, laissez un pied ou les deux au sol. Assurez-vous que votre colonne est en position neutre. Si cette position vous semble difficile à tenir, gardez la tête et les épaules au plancher.

Le programme d'exercices Pilates

LE ROULEMENT I

Cet exercice se sert de la force de votre centre pour étirer et soutenir votre colonne.

ÉTAPE 1
Couchez-vous sur le tapis, en complète extension, mains et bras au-dessus de la tête et jambes bien allongées.

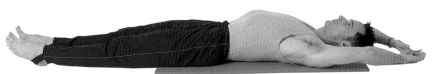

ÉTAPE 2
Inspirez, rentrez le ventre, et ramenez vos bras au-dessus de votre tête.

ÉTAPE 3
Une fois que vos mains pointent droit vers le ciel, faites rouler vos épaules pour les éloigner du sol en utilisant votre centre. Il faut faire ce mouvement en souplesse (pensez à votre colonne comme à une chaîne que l'on soulève maillon après maillon). Expirez en prenant la position assise.

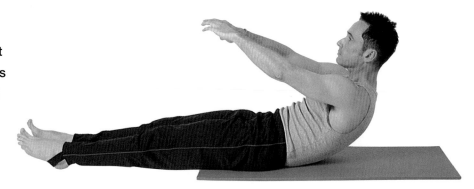

Le programme d'exercices Pilates

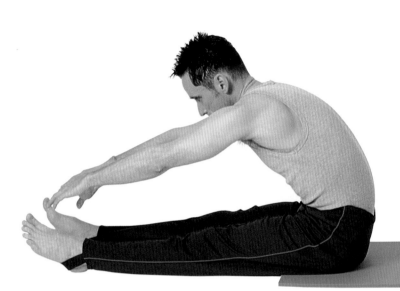

ÉTAPE 4

Étirez le corps vers l'avant à partir des hanches, en essayant de toucher vos orteils avec vos doigts. Pendant que vous roulez ainsi vers vos orteils, essayez de libérer vos hanches de votre poids.

ÉTAPE 5

Quand vos mains seront le plus près possible de vos orteils, inspirez et inversez le mouvement pour revenir à votre position initiale. Expirez en descendant, en reposant bien les vertèbres une à une sur le tapis. Le mouvement ne doit pas être saccadé : faites l'aller-retour lentement. Répétez 5 à 10 fois.

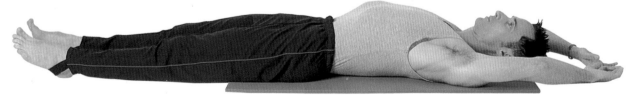

Si vous sentez un point de blocage pendant que vous ramenez le corps vers l'avant, optez pour la version simplifiée jusqu'à ce que votre dos soit suffisamment mobile pour vous permettre d'exécuter le mouvement en douceur.

Le programme d'exercices Pilates

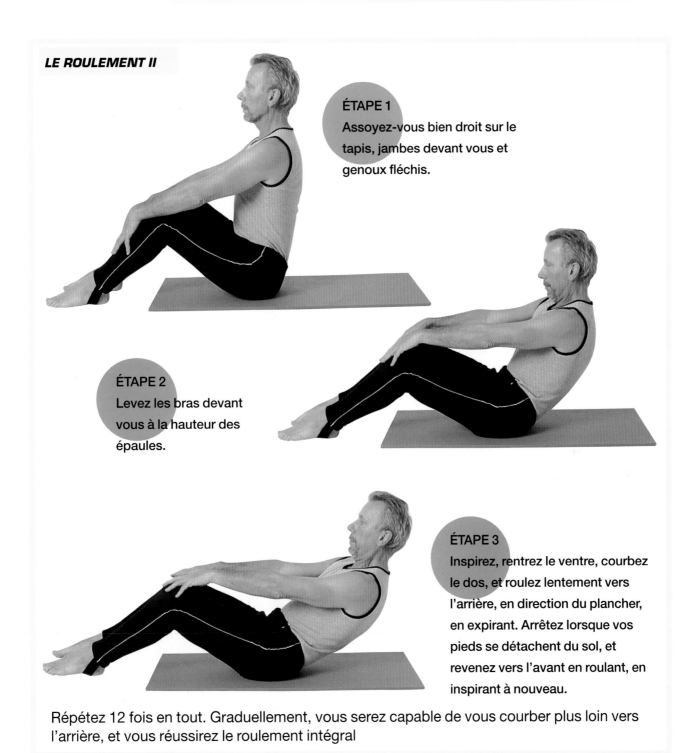

LE ROULEMENT II

ÉTAPE 1

Assoyez-vous bien droit sur le tapis, jambes devant vous et genoux fléchis.

ÉTAPE 2

Levez les bras devant vous à la hauteur des épaules.

ÉTAPE 3

Inspirez, rentrez le ventre, courbez le dos, et roulez lentement vers l'arrière, en direction du plancher, en expirant. Arrêtez lorsque vos pieds se détachent du sol, et revenez vers l'avant en roulant, en inspirant à nouveau.

Répétez 12 fois en tout. Graduellement, vous serez capable de vous courber plus loin vers l'arrière, et vous réussirez le roulement intégral

Le programme d'exercices Pilates

LE ROULEMENT INTÉGRAL

Cet exercice utilise aussi la force du centre pour étirer et mobiliser la colonne. C'est toutefois un exercice très avancé, et vous ne devez pas tenter de l'exécuter avant d'avoir passé un moment à développer la mobilité du centre et de la colonne. S'il vous semble trop exigeant, c'est que vous n'êtes pas prêt.

ÉTAPE 1
Couchez-vous sur le plancher en complète extension : la colonne et le cou doivent être longs, les jambes bien allongées, et les bras à une petite distance du buste, pour pouvoir vous appuyer.

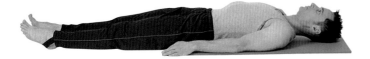

ÉTAPE 2
Inspirez, rentrez le ventre au maximum, et relevez les jambes bien droit jusqu'à ce qu'elles dépassent votre taille.

ÉTAPE 3
Commencez à expirer en ramenant vos jambes par-dessus votre tête, jusqu'à ce que vos orteils touchent le plancher. Prenez bien appui sur vos mains et vos épaules, et ne vous servez pas de votre cou.

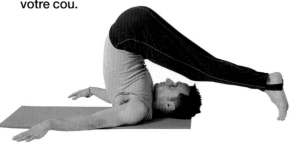

ÉTAPE 4
Inspirez, puis inversez le mouvement lentement en expirant. Quand vos jambes seront à nouveau en position verticale, écartez-les dans le prolongement des bras, et descendez-les lentement jusqu'au sol en expirant. Répétez 5 à 10 fois.

Si vous avez de la difficulté à toucher le plancher avec vos orteils, répétez simplement l'exercice, et vous y arriverez peu à peu. Ne pliez pas les genoux.

Le programme d'exercices Pilates

LE CERCLE AVEC UNE JAMBE I

Cet exercice mobilise l'articulation de la hanche en utilisant la force du centre pour contrôler le mouvement tout en gardant votre hanche en position.

ÉTAPE 1

Étendez-vous sur le tapis, en totale extension, les bras de chaque côté, le dos en position neutre, le cou bien long et les épaules détendues. Levez et étirez la jambe gauche en position verticale, pied pointé vers le plafond. Rentrez bien le ventre. Imaginez que votre jambe est un pinceau et que vous allez vous en servir pour peindre un cercle au plafond. Commencez en traçant un cercle dans le sens des aiguilles d'une montre. Faites tourner votre jambe en très petits cercles pour commencer : vos hanches doivent rester complètement stables et immobiles. Inspirez pour la moitié du cercle et expirez pour l'autre moitié. Augmentez graduellement la circonférence du cercle, tant que vos hanches resteront stables. Répétez 5 à 10 fois, puis inversez le cercle.

ÉTAPE 2

Descendez lentement la jambe gauche et répétez le mouvement avec votre jambe droite. Répétez 5 à 10 fois dans chaque direction avec chaque jambe. Essayez de garder l'équilibre partout.

LE CERCLE AVEC UNE JAMBE II

Si vous trouvez trop difficile de stabiliser vos hanches dans cette position, pliez la jambe qui ne travaille pas au niveau du genou, le pied à plat sur le plancher, et essayez de fléchir la jambe qui fait les cercles, en vous servant de votre genou pour faire le mouvement.

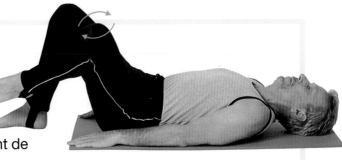

Le programme d'exercices Pilates

LE ROULEMENT ARRIÈRE I

Cet exercice mobilise votre colonne et renforce vos muscles abdominaux.

ÉTAPE 1
Assoyez-vous d'abord bien droit, le sommet de la tête pointant vers le plafond, la colonne en position neutre, les genoux ramenés vers vous, et les

ÉTAPE 2
Inspirez, le menton dans la poitrine, et rentrez le ventre.

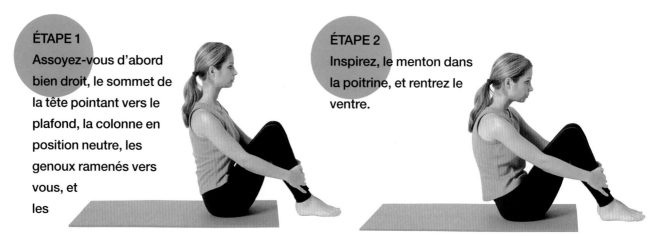

mains tenant l'avant de vos jambes aussi bas que possible sans inconfort.

ÉTAPE 3
Commencez à rouler vers l'arrière en courbant la colonne, en inclinant le bassin et en relevant les pieds.

ÉTAPE 4
En restant dans cette position, continuez de rouler vers l'arrière jusqu'à ce que vos épaules touchent le sol.

ÉTAPE 5
Inversez le roulement en contractant bien les muscles abdominaux et en expirant. N'éloignez pas vos jambes de votre corps. En revenant en position assise, étirez la colonne, le cou et la tête autant que possible.

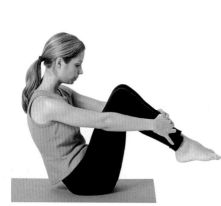
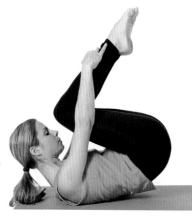
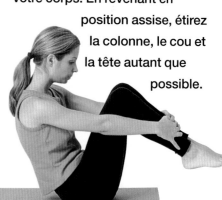

Répétez 5 à 10 fois.

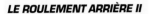

LE ROULEMENT ARRIÈRE II

Si vous trouvez l'exercice précédent difficile pour débuter (et c'est souvent le cas), essayez cette variante pour préparer vos abdominaux inférieurs et votre colonne.

ÉTAPE 1

Commencez dans la même position assise que précédemment, mais bras de chaque côté, mains sur le plancher, doigts pointés vers l'avant, et coudes légèrement pliés.

ÉTAPE 2

Inspirez, le menton dans la poitrine, rentrez le ventre, et roulez vers l'arrière sur vos coudes. Contractez bien les abdominaux, expirez, et revenez vers l'avant en roulant en station assise, en étirant bien votre colonne en position verticale.

Le programme d'exercices Pilates

L'ÉTIREMENT DE LA JAMBE I

Le but de cet exercice est double. Il s'agit d'utiliser le poids de votre jambe pour vous aider à placer votre colonne en position neutre et de rester concentré sur votre colonne neutre jusqu'à la fin. Cela renforcera vos abdominaux.

ÉTAPE 1
Couchez-vous sur le dos, la colonne en position neutre et les genoux fléchis. Imaginez votre colonne aussi longue que possible. Détendez vos épaules.

ÉTAPE 2
Rentrez le ventre, inspirez, puis ramenez une jambe sur la poitrine, en la tenant par la cheville et le genou.

ÉTAPE 3
Allongez bien l'autre jambe.

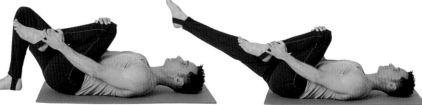

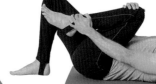

ÉTAPE 4
Relevez la tête et les épaules en les éloignant du sol. Assurez-vous de toujours garder la colonne en position neutre. Plus vous descendez la jambe, plus il est difficile de rester en position neutre, alors soulevez-la si vous ressentez une tension dans le dos.

ÉTAPE 5
Passez ensuite à l'autre jambe, en respirant lentement pendant le changement de position. Vous ne devez ressentir aucune tension au niveau du cou. Gardez le cou et la colonne bien alignés. Répétez 10 fois.

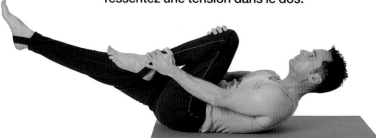

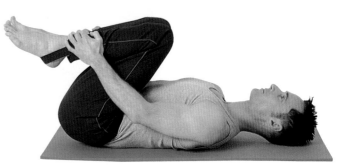

Le programme d'exercices Pilates

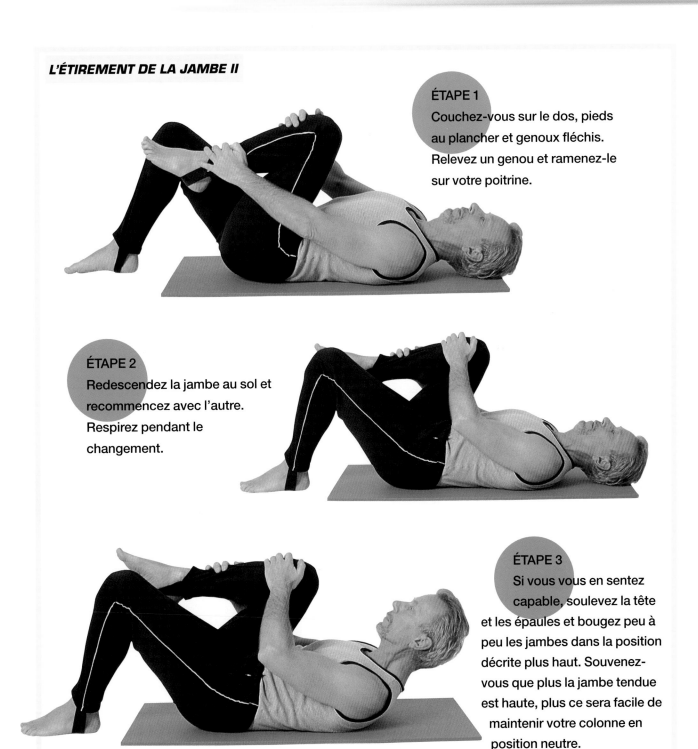

L'ÉTIREMENT DE LA JAMBE II

ÉTAPE 1
Couchez-vous sur le dos, pieds au plancher et genoux fléchis. Relevez un genou et ramenez-le sur votre poitrine.

ÉTAPE 2
Redescendez la jambe au sol et recommencez avec l'autre. Respirez pendant le changement.

ÉTAPE 3
Si vous vous en sentez capable, soulevez la tête et les épaules et bougez peu à peu les jambes dans la position décrite plus haut. Souvenez-vous que plus la jambe tendue est haute, plus ce sera facile de maintenir votre colonne en position neutre.

Le programme d'exercices Pilates

L'ÉTIREMENT DES DEUX JAMBES I

Cet exercice est conçu pour renforcer votre dos et vos muscles abdominaux, pendant que le mouvement et la position des bras et des jambes sondent votre habileté à maintenir votre colonne en position neutre.

ÉTAPE 1
Couchez-vous sur le dos, la colonne en position neutre, et le ventre bien rentré.

ÉTAPE 2
Ramenez les genoux sur la poitrine. Préparez-vous en inspirant.

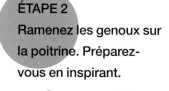

ÉTAPE 3
Tendez maintenant les jambes et les bras dans le même angle (entre 45 et 60° de la ligne horizontale) et relevez la tête et les épaules, tout en maintenant votre cou aligné sur vos épaules détendues.

ÉTAPE 4
Expirez lentement et faites un grand cercle avec vos bras, pour ensuite les ramener parallèlement à vos jambes. Fléchissez les genoux sans faire de pause, et répétez le mouvement de 5 à 10 fois.

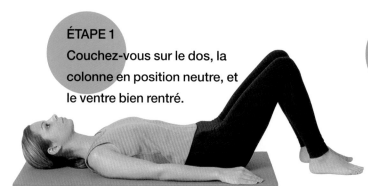

L'ÉTIREMENT DES DEUX JAMBES II

Pour un exercice plus facile, gardez un pied sur le tapis (genou fléchi) et faites le mouvement indiqué.

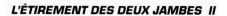

Le programme d'exercices Pilates

L'ÉTIREMENT DE LA COLONNE I

Cet exercice étire et mobilise votre colonne. Notez bien que cela n'est pas censé étirer les tendons à l'arrière des jambes, bien que ce soit le cas lorsqu'ils sont courts, c'est-à-dire pour la plupart des gens. S'ils sont courts au point de limiter vos mouvements, fléchissez assez les genoux pour empêcher que ça se produise, ou assoyez-vous sur une serviette pliée, pour pouvoir exécuter le mouvement convenablement.

ÉTAPE 1

Assoyez-vous sur le tapis, jambes écartées et étirées devant vous. Si cela ne vous cause pas d'inconfort, arrangez-vous pour que l'arrière de vos genoux touche le tapis. Étirez la colonne vers le plafond en allongeant le corps au maximum, et détendez les épaules en les ouvrant.

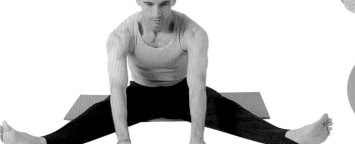

ÉTAPE 2

Préparez-vous en inspirant et en rentrant le ventre, et concentrez-vous sur vos muscles abdominaux directement sous le nombril. Inclinez le corps vers l'avant à partir des hanches. Quand vous ne pourrez plus avancer, inspirez et inversez le mouvement, gardant la colonne longue et la tête haute.

ÉTAPE 3

Allongez les mains devant vous et expirez lentement pendant le mouvement. Imaginez que votre colonne s'incline vers l'avant plutôt que de se courber, et gardez-la aussi longue que possible pendant l'exercice. Répétez en continu, 5 à 10 fois.

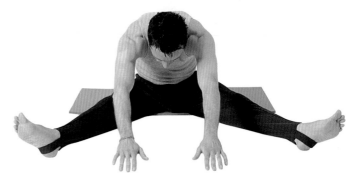

Le programme d'exercices Pilates

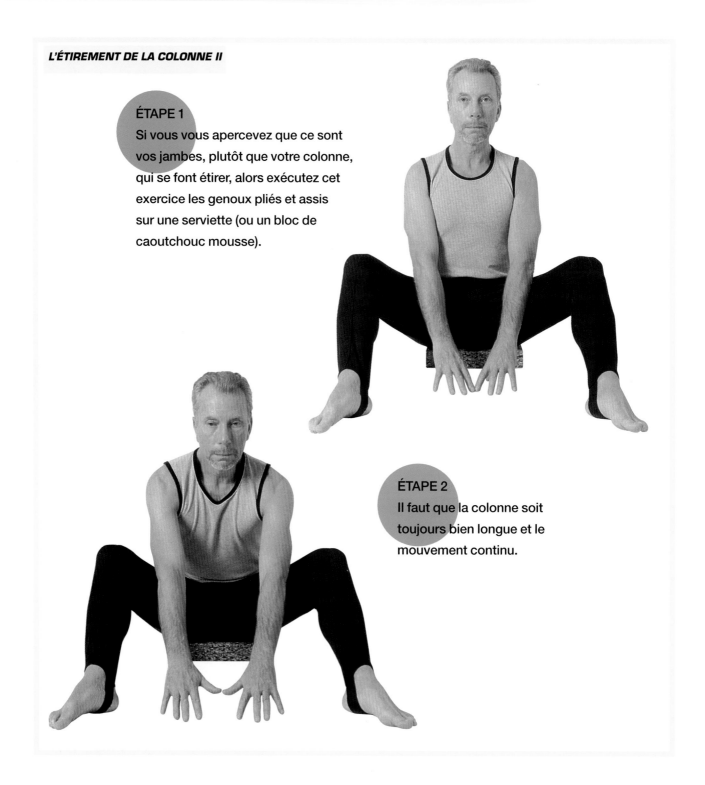

L'ÉTIREMENT DE LA COLONNE II

ÉTAPE 1

Si vous vous apercevez que ce sont vos jambes, plutôt que votre colonne, qui se font étirer, alors exécutez cet exercice les genoux pliés et assis sur une serviette (ou un bloc de caoutchouc mousse).

ÉTAPE 2

Il faut que la colonne soit toujours bien longue et le mouvement continu.

LA BASCULE JAMBES ÉCARTÉES

Cet exercice renforce les muscles du centre et s'en sert pour produire un mouvement qui mobilise et étire la colonne.

ÉTAPE 1

Assoyez-vous bien droit sur le tapis, épaules détendues, genoux fléchis et pieds au sol, écartés dans le prolongement des épaules.

ÉTAPE 2

Tenez bien vos chevilles, inspirez, rentrez le ventre et soulevez les pieds pour vous tenir en équilibre sur les os du siège.

ÉTAPE 3

Allongez les jambes complètement et expirez.

ÉTAPE 4

Le ventre bien rentré, roulez lentement vers l'arrière jusqu'aux épaules, et inspirez.

ÉTAPE 5

Inversez le mouvement en expirant au retour à la position en équilibre. Répétez le mouvement en continu, de 5 à 10 fois.

Le programme d'exercices Pilates

LE TIRE-BOUCHON

Cet exercice utilise la force du centre pour maintenir l'équilibre.

ÉTAPE 1
Couchez-vous sur le tapis, la colonne en position neutre, et relevez lentement les jambes à la verticale au-dessus de vos hanches. Rentrez le ventre et inspirez.

ÉTAPE 2
Inclinez vos jambes d'un côté et faites-leur tracer un cercle en expirant, tout en gardant la position neutre. Vos hanches doivent rester au tapis ; vos épaules et votre cou doivent être détendus pendant que vous complétez le mouvement.

ÉTAPE 3
Quand vos jambes seront revenues à la position de départ, inclinez-les de l'autre côté et répétez l'exercice 5 fois de chaque côté.

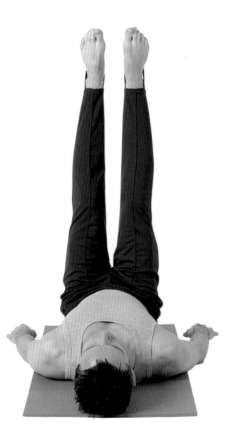
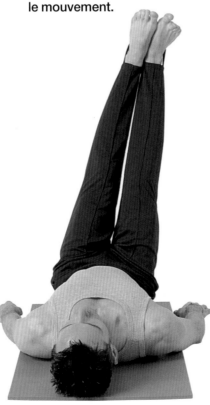
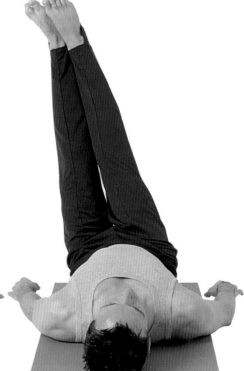

LA SCIE

Cet exercice étire et mobilise le haut du dos.

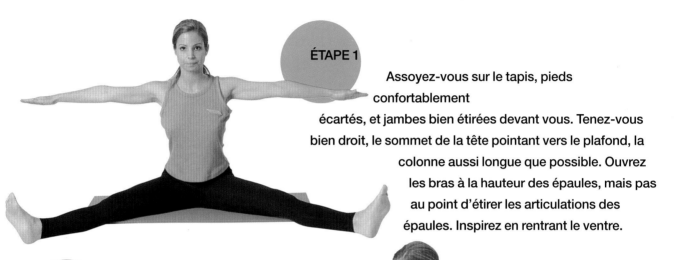

ÉTAPE 1

Assoyez-vous sur le tapis, pieds confortablement écartés, et jambes bien étirées devant vous. Tenez-vous bien droit, le sommet de la tête pointant vers le plafond, la colonne aussi longue que possible. Ouvrez les bras à la hauteur des épaules, mais pas au point d'étirer les articulations des épaules. Inspirez en rentrant le ventre.

ÉTAPE 2

Tournez maintenant le tronc d'un côté en expirant. Il faut que vos bras soient stables par rapport au tronc et que vos hanches restent immobiles. Continuez à expirer pendant que vous étirez le buste vers la jambe. Étirez jusqu'à ce que vous sentiez une résistance, mais aucune douleur, en gardant la tête basse.

ÉTAPE 3

Inspirez en revenant vers le centre et répétez de l'autre côté.

Le programme d'exercices Pilates

LE PLONGEON DU CYGNE I

Cet exercice difficile utilise la force du centre pour fortifier et étirer tous les muscles postérieurs : dos, cou et épaules.

ÉTAPE 1

Couchez-vous sur le ventre, les mains directement sous les épaules.

ÉTAPE 2

Poussez dans le tapis avec vos mains et vos pieds à la fois. Allongez les bras, inspirez, et rentrez le ventre. Gardez la tête et le cou bien alignés. Expirez et ramenez la poitrine sur le tapis. Utilisez les muscles de vos fesses et de vos cuisses pour soutenir votre dos. Répétez deux autres fois pour que votre dos s'habitue au mouvement.

ÉTAPE 3

Alors que vous relevez la poitrine pour la quatrième fois, imaginez que quelque chose l'attire vers le plafond. Levez les mains et allongez-les vers l'avant. Inspirez, puis roulez en avant sur la partie basse de la poitrine, vos jambes se soulevant par-derrière. Expirez et roulez à nouveau, en soulevant la poitrine et en rabaissant les jambes. Répétez 5 fois.

Le programme d'exercices Pilates

LE PLONGEON DU CYGNE II

ÉTAPE 1

Il faut du temps pour acquérir la confiance et la force pour réussir cet exercice correctement, alors commencez par la préparation initiale, telle qu'elle est expliquée précédemment, et ajoutez-y les jambes en position étendue, sur le ventre. Inspirez.

ÉTAPE 2

Rentrez le ventre, serrez les muscles des fesses et de l'intérieur des cuisses, de sorte que vos hanches soient poussées dans le plancher et que vos pieds et vos jambes (en extension) se soulèvent. Expirez et redescendez les jambes sur le tapis. Répétez 5 fois.

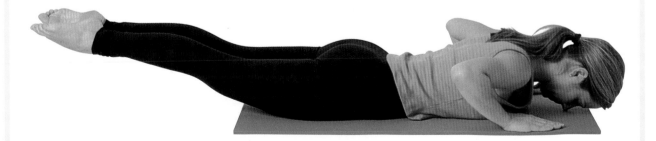

Le programme d'exercices Pilates

LE COUP DE PIED ARRIÈRE

Cet exercice est conçu pour faire travailler le grand muscle à l'arrière des jambes et les muscles du haut des bras. Il étire les muscles à l'avant des cuisses et les abdominaux.

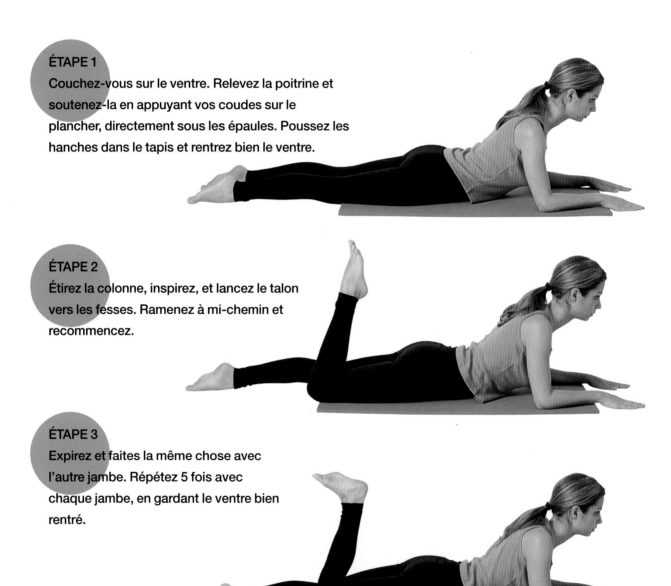

ÉTAPE 1

Couchez-vous sur le ventre. Relevez la poitrine et soutenez-la en appuyant vos coudes sur le plancher, directement sous les épaules. Poussez les hanches dans le tapis et rentrez bien le ventre.

ÉTAPE 2

Étirez la colonne, inspirez, et lancez le talon vers les fesses. Ramenez à mi-chemin et recommencez.

ÉTAPE 3

Expirez et faites la même chose avec l'autre jambe. Répétez 5 fois avec chaque jambe, en gardant le ventre bien rentré.

L'ÉTIREMENT DU COU

Cet exercice renforce le centre et étire la colonne. Si vous avez mal au dos, refaites plutôt un exercice plus facile.

ÉTAPE 1

Étendez-vous de tout votre long sur le tapis, ventre rentré et colonne neutre. Imaginez votre colonne aussi longue que possible. Croisez vos mains derrière votre cou. Inspirez.

ÉTAPE 2

Sans exercer de pression sur votre cou, utilisez votre centre pour ramener le tronc vers le haut, en direction du plafond, en expirant.

ÉTAPE 3

En gardant la tête basse, inclinez-vous vers l'avant en direction de vos orteils, aussi loin que vous le pouvez.

ÉTAPE 4

Ensuite, en un seul mouvement, inspirez et roulez en position initiale. Reposez vos vertèbres une à une sur le tapis. Répétez 5 à 10 fois.

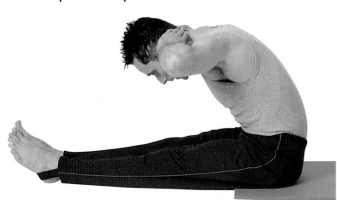
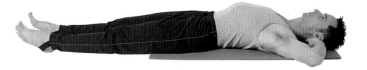

Le programme d'exercices Pilates

LES CISEAUX I

Cet exercice fait travailler le centre, éprouve la flexibilité de votre colonne et étire les muscles des cuisses de même que les fléchisseurs des hanches.

ÉTAPE 1

Couchez-vous sur le tapis. Expirez et rentrez le ventre pendant que vous remontez les genoux au-dessus des hanches en prenant appui sur vos épaules.

ÉTAPE 2

Étirez lentement vos jambes vers le haut, en ramenant vos pieds à la verticale au-dessus de votre visage. Ne dépassez pas votre tête.

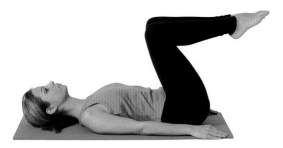

ÉTAPE 3

Pointez les orteils vers le plafond. Mettez vos mains derrière vos hanches et assurez-vous que vous êtes tout à fait stable.

ÉTAPE 4

Ouvrez maintenant les jambes, l'une vers l'avant, l'autre vers l'arrière. Expirez en faisant ce mouvement, et essayez d'écarter vos jambes à égale distance. Nous sommes portés à en écarter une plus que l'autre. Inspirez et changez la position de vos jambes, tout en gardant les hanches immobiles. Ce mouvement doit être lent et maîtrisé. Répétez de 5 à 10 fois. Gardez le rythme de votre respiration et assurez-vous que vous mesurez bien jusqu'à quel point vous pouvez bouger vos jambes.

LES CISEAUX II

Plutôt que de vous tenir sur les épaules, soulevez-les, appuyez le haut de votre corps sur vos coudes, et soulevez lentement les deux jambes à un angle de 30 à 45° du sol. Allez plus haut si vous ressentez une tension dans le dos.

Descendez la jambe en expirant. Changez de jambe et inspirez. Répétez 10 fois.

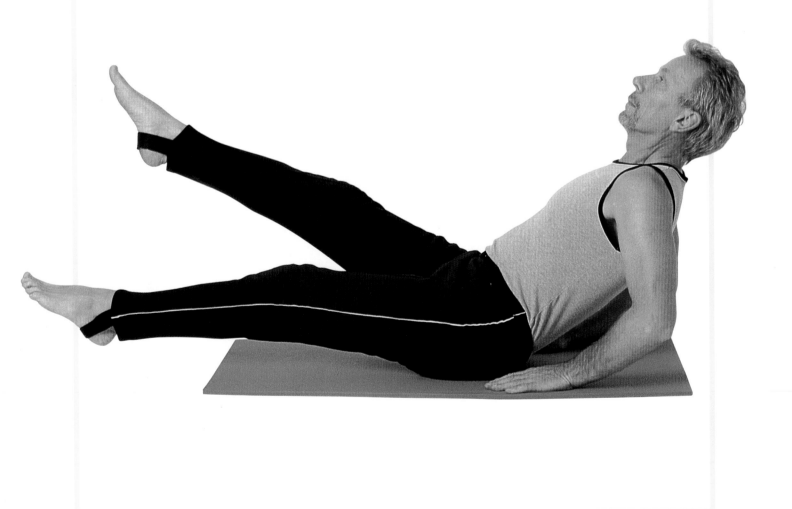

Le programme d'exercices Pilates

LA BICYCLETTE

Cet exercice utilise les tendons pour étirer les muscles de vos hanches et de l'avant de vos cuisses.

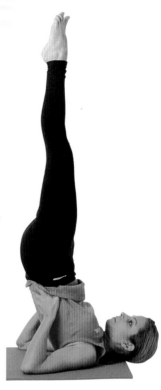

ÉTAPE 2

Prenez la position à la verticale sur les épaules, comme pour les ciseaux. Rentrez le ventre.

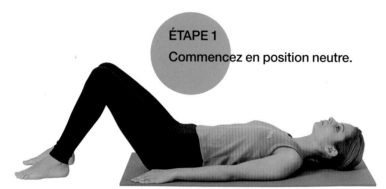

ÉTAPE 1

Commencez en position neutre.

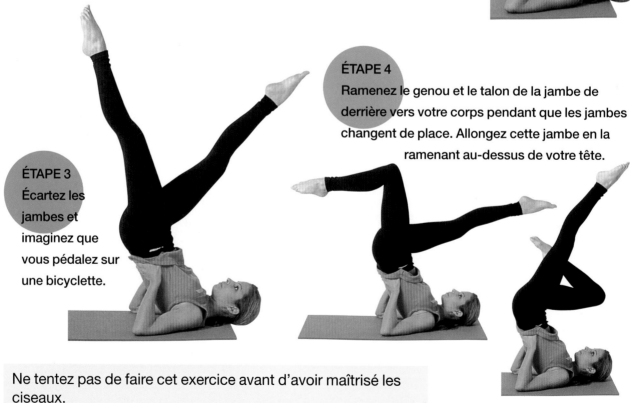

ÉTAPE 3

Écartez les jambes et imaginez que vous pédalez sur une bicyclette.

ÉTAPE 4

Ramenez le genou et le talon de la jambe de derrière vers votre corps pendant que les jambes changent de place. Allongez cette jambe en la ramenant au-dessus de votre tête.

Ne tentez pas de faire cet exercice avant d'avoir maîtrisé les ciseaux.

Le programme d'exercices Pilates

LE PONT AVEC LES ÉPAULES

Cet exercice utilise la force du centre pour mobiliser toute la longueur de votre colonne. Les mouvements des jambes utilisent les muscles des cuisses.

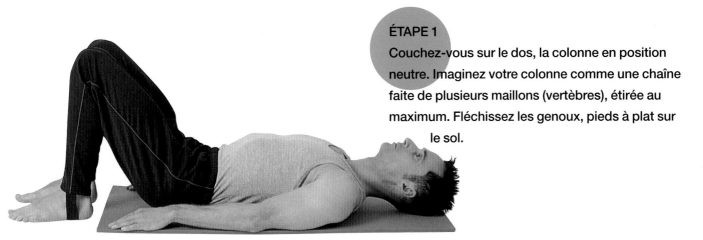

ÉTAPE 1

Couchez-vous sur le dos, la colonne en position neutre. Imaginez votre colonne comme une chaîne faite de plusieurs maillons (vertèbres), étirée au maximum. Fléchissez les genoux, pieds à plat sur le sol.

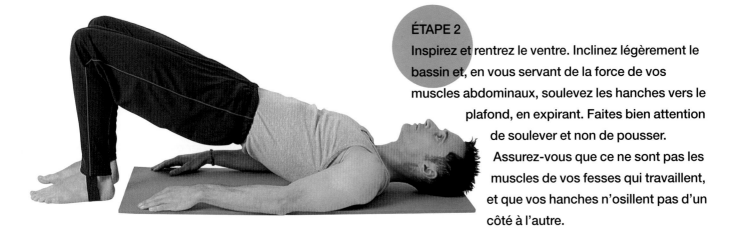

ÉTAPE 2

Inspirez et rentrez le ventre. Inclinez légèrement le bassin et, en vous servant de la force de vos muscles abdominaux, soulevez les hanches vers le plafond, en expirant. Faites bien attention de soulever et non de pousser. Assurez-vous que ce ne sont pas les muscles de vos fesses qui travaillent, et que vos hanches n'osillent pas d'un côté à l'autre.

Au plus fort du mouvement, inspirez. Ensuite, lentement et en douceur, ramenez votre colonne sur le tapis, une vertèbre à la fois. Imaginez encore que les maillons de cette longue chaîne se reposent un à un sur le tapis. Aussitôt que votre coccyx touche le tapis, inspirez et répétez l'exercice 10 fois.

Une fois que vous maîtrisez cette version, ajoutez-y le mouvement des jambes.

Le programme d'exercices Pilates

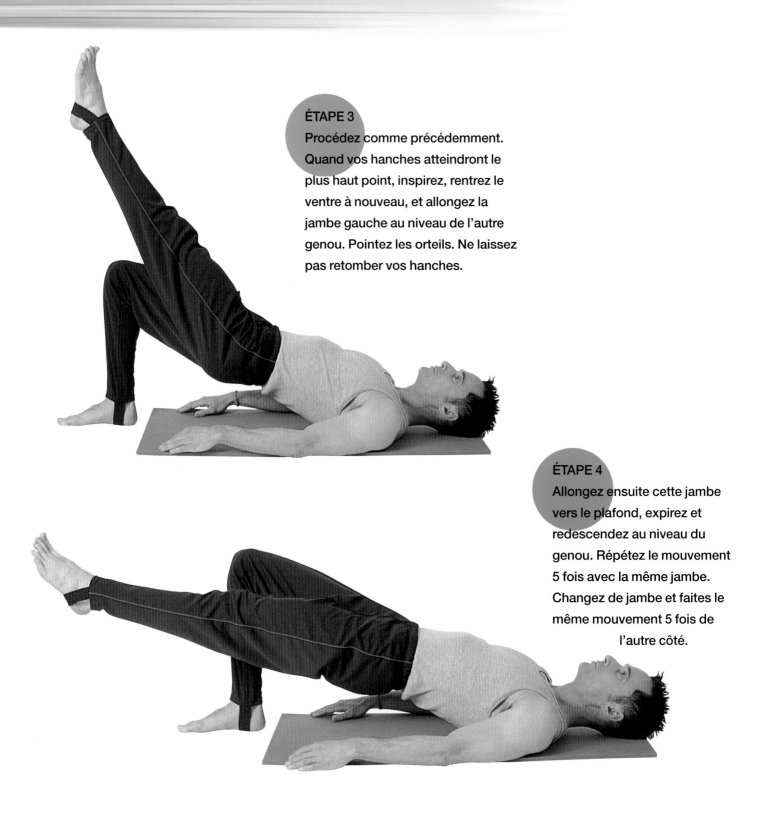

ÉTAPE 3
Procédez comme précédemment. Quand vos hanches atteindront le plus haut point, inspirez, rentrez le ventre à nouveau, et allongez la jambe gauche au niveau de l'autre genou. Pointez les orteils. Ne laissez pas retomber vos hanches.

ÉTAPE 4
Allongez ensuite cette jambe vers le plafond, expirez et redescendez au niveau du genou. Répétez le mouvement 5 fois avec la même jambe. Changez de jambe et faites le même mouvement 5 fois de l'autre côté.

Le programme d'exercices Pilates

LE PORTEFEUILLE

Cet exercice développe la force du centre. Rappelez-vous surtout qu'il doit être exécuté lentement. C'est l'exemple parfait du parcours plus important que la destination.

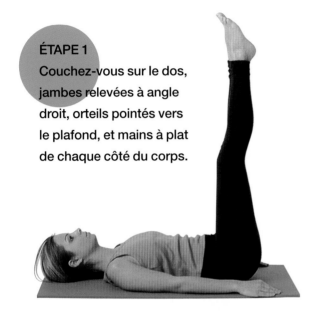

ÉTAPE 1
Couchez-vous sur le dos, jambes relevées à angle droit, orteils pointés vers le plafond, et mains à plat de chaque côté du corps.

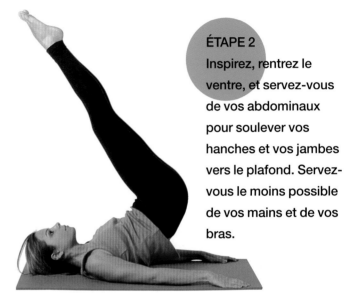

ÉTAPE 2
Inspirez, rentrez le ventre, et servez-vous de vos abdominaux pour soulever vos hanches et vos jambes vers le plafond. Servez-vous le moins possible de vos mains et de vos bras.

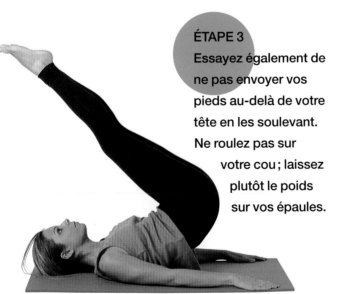

ÉTAPE 3
Essayez également de ne pas envoyer vos pieds au-delà de votre tête en les soulevant. Ne roulez pas sur votre cou ; laissez plutôt le poids sur vos épaules.

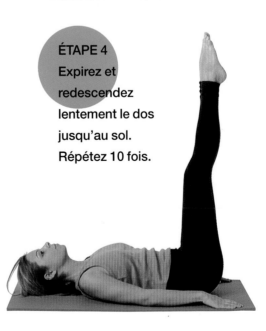

ÉTAPE 4
Expirez et redescendez lentement le dos jusqu'au sol. Répétez 10 fois.

Le programme d'exercices Pilates

LE COUP DE PIED LATÉRAL I

Cet exercice est conçu pour étirer l'arrière des jambes et pour éprouver la capacité du centre de demeurer stable et équilibré pendant que vous faites bouger vos jambes.

ÉTAPE 1

Couchez-vous sur le côté. Appuyez-vous sur le coude et tenez-vous la tête des deux mains. Tout doit être bien aligné : tête, cou, colonne et jambes. Vos hanches doivent être l'une au-dessus de l'autre. Rentrez le ventre et inspirez.

ÉTAPE 2

Étirez les jambes et la tête pour les éloigner du centre. Soulevez la jambe du dessus à la hauteur de la hanche et ramenez-la devant vous, en totale extension, jusqu'au point où vous perdrez l'équilibre ou jusqu'à ce que l'étirement résiste au mouvement. L'important ici est de garder le contrôle. Répétez 10 fois de chaque côté.

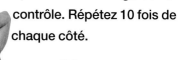

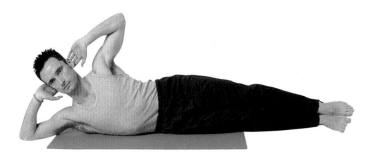

LE COUP DE PIED LATÉRAL II

ÉTAPE 1

En vous couchant sur votre bras, l'autre main placée en appui devant votre abdomen, vous réduisez le stress de l'équilibre.

ÉTAPE 2

Exécutez l'exercice tel qu'il est décrit précédemment.

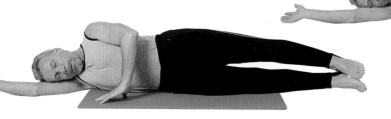

LA PRÉPARATION À L'AMORCE

Cet exercice vise la force du centre, l'équilibre et le contrôle. C'est un exercice préparatoire, et vous devez vous assurer de l'exécuter sans aucune tension, avant de vous attaquer à sa version intégrale.

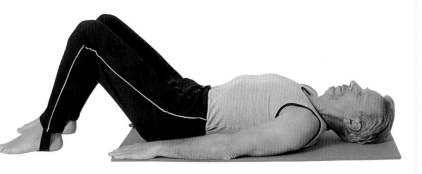

ÉTAPE 2

Inspirez, rentrez le ventre, et soulevez la jambe gauche parallèlement à la cuisse droite.

ÉTAPE 1

Couchez-vous sur le dos sur le tapis, colonne neutre, pieds à plat sur le plancher.

ÉTAPE 3

Pointez les orteils du pied gauche, ramenez les bras au-dessus de la tête, et demeurez en position neutre. Expirez en roulant, en vous servant des muscles de l'abdomen pour soulever la poitrine jusqu'à ce que votre buste forme un angle de 90° et que vos bras se placent parallèlement à la jambe levée. Inspirez en revenant à votre position initiale au plancher. Répétez 10 fois en tout.

Le programme d'exercices Pilates

L'AMORCE INTÉGRALE

ÉTAPE 1
Une fois que vous maîtrisez la préparation, allez-y avec l'exercice intégral. Commencez en position assise, genoux fléchis, colonne en position neutre et aussi longue que possible. Rentrez le ventre et inspirez.

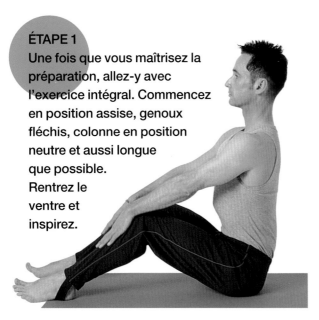

ÉTAPE 2
Penchez-vous vers l'arrière sur les os du siège et allongez les jambes à environ 45° du plancher. Expirez et servez-vous un peu de vos bras pour trouver l'équilibre.

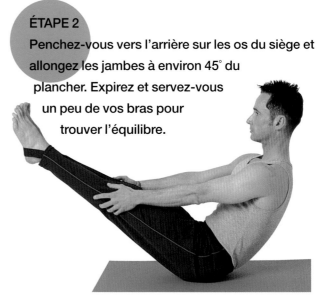

ÉTAPE 3
Ramenez les mains vers les pieds jusqu'à ce que vos jambes et vos bras soient parallèles. Gardez l'équilibre une fois en place.

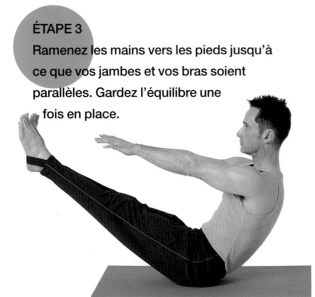

ÉTAPE 4
Inspirez et contrôlez votre buste en redescendant lentement vers le plancher. Répétez, mais cette fois-ci en soulevant le buste à partir du plancher. Souvenez-vous que le contrôle est la clé. Répétez l'exercice 10 fois.

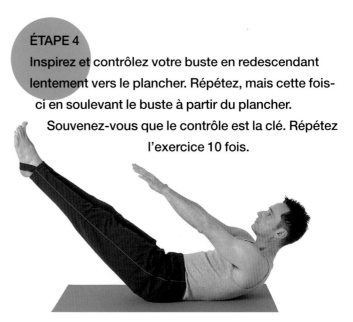

Le programme d'exercices Pilates

LA TORSION DE LA HANCHE

Cet exercice éprouve et améliore la force du centre en obligeant le buste à demeurer stationnaire pendant que les jambes font une rotation. La position des bras permet l'étirement des épaules et de la poitrine.

ÉTAPE 1

Commencez assis, genoux fléchis, colonne neutre et longue. Rentrez le ventre et inspirez pendant que vous placez vos mains de chaque côté, coudes légèrement pliés. Relevez vos jambes devant vous, en position d'équilibre. Il faut que la colonne reste longue et les jambes bien tendues.

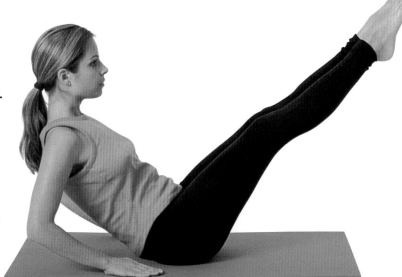

ÉTAPE 2

Expirez, puis en amorçant le mouvement à partir du nombril, commencez à faire des cercles avec les deux jambes réunies. Les cercles doivent rester petits, pour pouvoir garder le haut du corps immobile tout en bougeant les jambes. Tenez la position au sommet du cercle. Inspirez et inversez la direction du mouvement. Répétez 5 fois dans chaque direction.

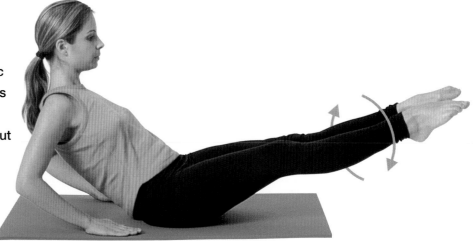

Le programme d'exercices Pilates

LA NATATION I

Voici un exercice pour les muscles sur toute la longueur du dos.

ÉTAPE 1

Commencez couché à plat ventre, la tête reposant sur vos mains.
Inspirez, rentrez le ventre, et allongez le pied gauche loin de la hanche.

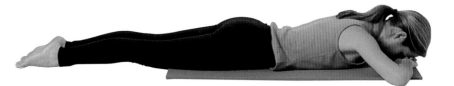

ÉTAPE 2

Soulevez la jambe à environ 5 à 7 cm (2 à 3 po) du tapis. Expirez et, en gardant le contrôle, changez de jambe. Vous ne devez pas ressentir de pression sur le bas du dos.

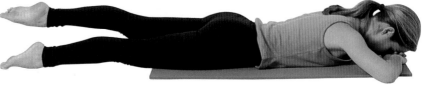

ÉTAPE 3

Quand vous vous sentirez capable de faire cet exercice en gardant vos abdominaux fermes jusqu'à la fin, ajoutez-y les bras. Allongez-les devant vous, et pendant que vous écartez le pied gauche, étirez la main droite au-dessus du tapis à la hauteur de votre pied. Pensez à lever la tête aussi. Évitez toute tension dans le dos et assurez-vous que votre ventre reste bien rentré. Ne trichez pas : cet exercice est beaucoup plus difficile à exécuter correctement qu'il n'y paraît. Changez de pied et de bras simultanément, expirant en redescendant et inspirant en remontant. Répétez 10 fois.

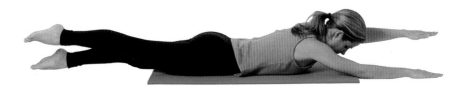

LA NATATION II

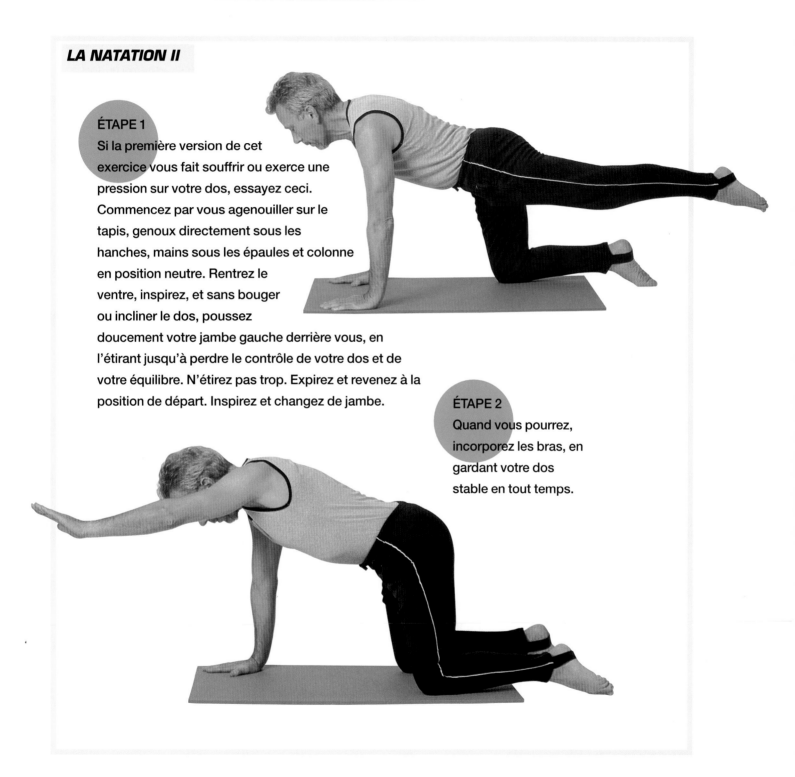

ÉTAPE 1

Si la première version de cet exercice vous fait souffrir ou exerce une pression sur votre dos, essayez ceci. Commencez par vous agenouiller sur le tapis, genoux directement sous les hanches, mains sous les épaules et colonne en position neutre. Rentrez le ventre, inspirez, et sans bouger ou incliner le dos, poussez doucement votre jambe gauche derrière vous, en l'étirant jusqu'à perdre le contrôle de votre dos et de votre équilibre. N'étirez pas trop. Expirez et revenez à la position de départ. Inspirez et changez de jambe.

ÉTAPE 2

Quand vous pourrez, incorporez les bras, en gardant votre dos stable en tout temps.

Le programme d'exercices Pilates

L'ÉLÉVATION DE LA JAMBE (BASSE) I

Cet exercice augmente la force du centre et des épaules. Il sert aussi à étirer les muscles à l'arrière de la jambe et ceux du mollet, ainsi que les ligaments du talon et le tendon d'Achille.

ÉTAPE 1

Commencez en position pour les pompes, votre poids réparti entre vos mains et vos orteils, bras tendus directement sous les épaules. Inspirez, rentrez le ventre, et assurez-vous que vos talons, vos hanches et vos épaules tracent une belle ligne droite. Ne laissez pas vos hanches s'affaisser ou se soulever. Ne bloquez pas vos coudes. Alignez la tête et le cou et gardez les épaules détendues.

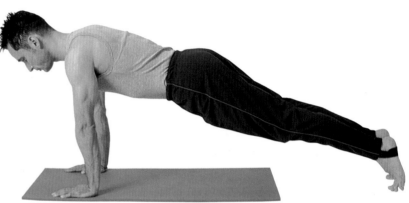

ÉTAPE 2

Expirez en levant lentement la jambe droite. Concentrez-vous sur le talon que vous levez tout en gardant les abdominaux bien tendus. Cela vous aidera à garder vos hanches parfaitement immobiles pendant le mouvement. Inspirez en redescendant la jambe et répétez de l'autre côté, en levant la jambe lentement en un mouvement continu. Vos hanches doivent demeurer stables en tout temps.

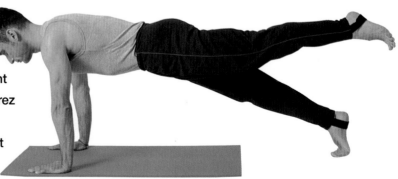

L'ÉLÉVATION DE LA JAMBE (BASSE) II

Si vous trouvez la position des pompes difficile à tenir (et c'est le cas de presque tout le monde), optez plutôt pour la version simplifiée.

ÉTAPE 1

Agenouillez-vous sur le plancher, coudes à plat, directement sous les épaules. Inspirez, rentrez le ventre, et assurez-vous que vos hanches et vos épaules sont en ligne droite. Ne laissez pas vos hanches s'affaisser. Alignez la tête et le cou, et gardez les épaules détendues. Tenez cette position en comptant jusqu'à 20. Pensez à respirer et à garder les abdominaux bien fermes jusqu'à la fin.

ÉTAPE 2

Quand vous vous sentirez plus fort et sûr de vous, vous pourrez prendre une position où le poids est toujours sur les coudes, mais où les pieds, plutôt que les genoux, encaissent le poids à l'autre extrémité, comme dans l'exercice intégral. À partir d'ici, exécutez l'exercice intégral en faisant bouger vos jambes, mais toujours en appui sur vos coudes, pour finir dans la position des pompes.

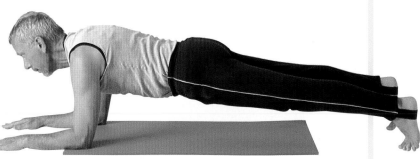

Le programme d'exercices Pilates

L'ÉLÉVATION DE LA JAMBE (HAUTE)

Cet exercice renforce le centre encore davantage, tout en utilisant les muscles des bras et des épaules. Il vous aidera à étirer le buste et les muscles à l'arrière de la cuisse.

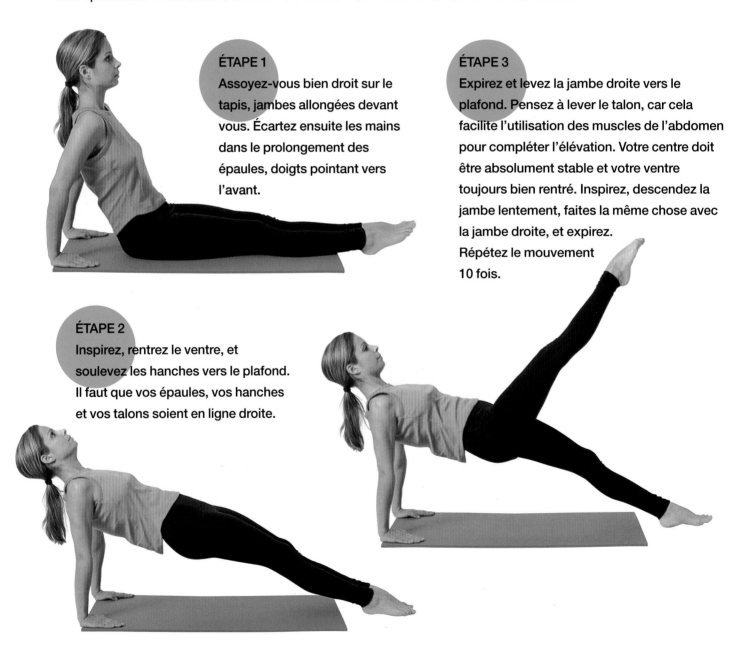

ÉTAPE 1

Assoyez-vous bien droit sur le tapis, jambes allongées devant vous. Écartez ensuite les mains dans le prolongement des épaules, doigts pointant vers l'avant.

ÉTAPE 2

Inspirez, rentrez le ventre, et soulevez les hanches vers le plafond. Il faut que vos épaules, vos hanches et vos talons soient en ligne droite.

ÉTAPE 3

Expirez et levez la jambe droite vers le plafond. Pensez à lever le talon, car cela facilite l'utilisation des muscles de l'abdomen pour compléter l'élévation. Votre centre doit être absolument stable et votre ventre toujours bien rentré. Inspirez, descendez la jambe lentement, faites la même chose avec la jambe droite, et expirez. Répétez le mouvement 10 fois.

Le programme d'exercices Pilates

LE COUP DE PIED LATÉRAL

Cet exercice éprouve la capacité du centre d'assurer la stabilité du buste lorsque le mouvement des jambes change votre centre de gravité.

ÉTAPE 1

Agenouillez-vous sur le tapis, colonne neutre et longue, genoux légèrement écartés. Rentrez le ventre. Penchez-vous d'un côté en posant la main au plancher, directement sous l'épaule. En même temps, allongez la jambe opposée de l'autre côté.

ÉTAPE 2

Gardez la colonne longue et pliez le bras libre jusqu'à ce que votre main touche votre oreille. Il faut trouver le bon équilibre entre le genou d'appui et le bras. Voyez à ce que votre ventre soit bien rentré, puis inspirez. Pointez le pied de la jambe allongée et levez celle-ci dans le prolongement de la hanche.

ÉTAPE 3

Expirez et levez lentement la jambe à la hauteur de la hanche. Rien ne doit bouger, sauf votre jambe. Levez la jambe jusqu'à ce qu'il soit impossible d'aller plus loin sans nuire à la position du centre. Inspirez et redescendez la jambe. Répétez 5 à 10 fois, puis faites la même chose avec l'autre jambe.

Le programme d'exercices Pilates

L'EXTENSION LATÉRALE I

Cet exercice, comme la plupart des exercices Pilates, éprouve la stabilité du centre en provoquant un déséquilibre. Il fortifie en même temps vos bras et vos épaules, qui se trouvent à supporter votre poids.

ÉTAPE 1
Assoyez-vous d'abord sur une hanche, en appui sur votre bras. La jambe au sol est allongée dans le prolongement du buste, alors que l'autre jambe est pliée, pied au sol, devant le tibia de la première jambe, une hanche au-dessus de l'autre. Assoyez-vous en étirant la colonne autant que possible. Inspirez et rentrez le ventre.

ÉTAPE 2
Expirez pendant que vous soulevez votre corps en direction du plafond, en poussant vers le bas sur le pied de devant et le bras d'appui.

ÉTAPE 3
Gardez l'autre bras en extension en le ramenant en forme d'arc vers le sommet de votre tête. Inspirez en redescendant lentement votre corps jusque sur le tapis. Répétez 10 fois, puis recommencez de l'autre côté.

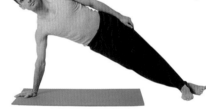

L'EXTENSION LATÉRALE II

L'exercice précédent pourrait vous sembler difficile au début. Si c'est le cas, essayez ceci.

ÉTAPE 1
Commencez en appui sur le coude et le genou.

ÉTAPE 2
Inspirez et rentrez le ventre. Assurez-vous que vos hanches sont l'une au-dessus de l'autre. Appuyez vers le bas sur le genou et le coude et expirez pendant que vous soulevez votre corps en direction du plafond.

ÉTAPE 3
Ramenez votre bras libre en forme d'arc, jusqu'à ce qu'il soit bien tendu au-dessus de votre tête. Allez-y lentement. Inspirez et inversez les mouvements. Répétez 10 fois de chaque côté.

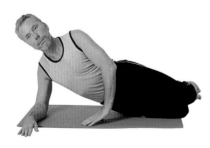
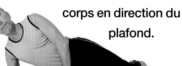

Le programme d'exercices Pilates

LE BOOMERANG

Cet exercice de contrôle renforce la plupart des muscles du corps et améliore la flexibilité de la colonne.

ÉTAPE 1

Commencez en vous assoyant très droit sur le tapis, jambes allongées devant vous et croisées aux chevilles, bras de chaque côté et mains au sol.

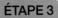

ÉTAPE 2

Inspirez, allongez les bras derrière vous, et inclinez le tronc vers l'avant à partir des hanches, en expirant.

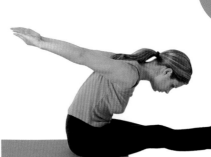

ÉTAPE 3

Inspirez pendant que vous roulez le corps vers l'arrière sur les épaules, pieds par-dessus la tête.

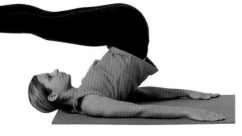

ÉTAPE 4

Expirez et ramenez votre corps en équilibre au milieu, bras allongés devant vous.

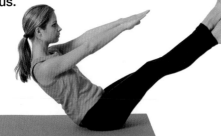

ÉTAPE 5

Continuez le mouvement, en inclinant le corps à partir des hanches et en essayant de toucher vos orteils avec vos doigts. Inspirez et recommencez le mouvement. Répétez 10 fois.

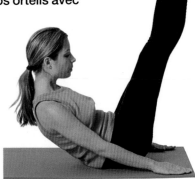

Si vous trouvez ce mouvement difficile, ou si vous avez mal au dos en essayant de le faire, arrêtez et reprenez plutôt l'un des exercices de roulement précédents.

Le programme d'exercices Pilates

LE PHOQUE

Cet exercice est conçu pour accroître la mobilité de la colonne et pour éprouver la force du centre.

ÉTAPE 1

Assoyez-vous d'abord très droit, colonne et cou aussi longs que possible. Rentrez le ventre et installez-vous en équilibre sur les fesses, genoux fléchis, pieds relevés en avant de vous, et mains empoignant les tibias.

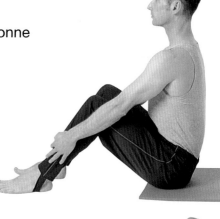

ÉTAPE 2

Inspirez et roulez vers l'arrière sur les épaules, en gardant le corps en boule.

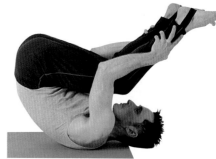

ÉTAPE 4

Inspirez, allongez la colonne et le cou le plus possible, et tapez vos pieds ensemble à 3 reprises. Cela aide à garder l'équilibre et à rester concentré sur la force du centre. Répétez 10 fois.

ÉTAPE 3

Expirez, inversez le mouvement vers l'avant, et terminez en position d'équilibre. Servez-vous de vos muscles abdominaux pour vous arrêter et vous tenir en équilibre.

Le programme d'exercices Pilates

LE CRABE

Cet exercice est une autre variante des roulements. Il mobilise la colonne et — comme il est plus difficile de tenir en équilibre dans cette position — il constitue un plus grand défi pour la force du centre.

ÉTAPE 1

Assoyez-vous d'abord bien droit sur le tapis, la colonne et le cou le plus longs possible. Rentrez le ventre et installez-vous en position d'équilibre, jambes croisées devant vous et décollées du plancher, et mains empoignant les chevilles.

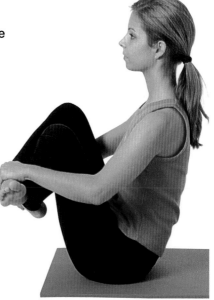

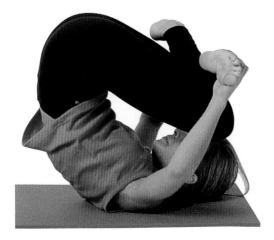

ÉTAPE 2

Inspirez et roulez vers l'arrière sur les épaules, en gardant le corps en boule.

ÉTAPE 3

Expirez, inversez le mouvement, et finissez en position d'équilibre. Servez-vous de vos muscles abdominaux pour vous immobiliser et vous tenir en équilibre. Inspirez en allongeant la colonne et le cou autant que possible. Répétez 10 fois.

Le programme d'exercices Pilates

LA BASCULE

Cet exercice est aussi difficile qu'il en a l'air. N'essayez pas de le faire si vous n'êtes pas sûr que votre centre, votre dos et votre flexibilité vous le permettent. Il étire les tissus tendres de vos genoux, l'avant de vos cuisses, vos épaules et vos bras. Il renforce le dos et le centre.

ÉTAPE 1

Couchez-vous à plat ventre sur le tapis. Pliez les genoux et empoignez vos chevilles avec vos mains. Gardez le ventre bien rentré jusqu'à la fin.

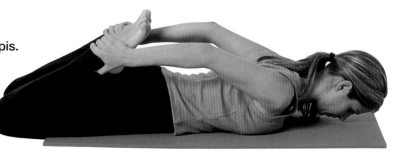

ÉTAPE 2

Inspirez et essayez d'atteindre le derrière de votre tête avec vos pieds, en soulevant les jambes et la poitrine loin du tapis.

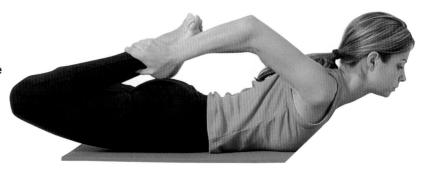

ÉTAPE 3

Expirez en basculant vers l'avant. Inspirez et basculez vers l'arrière sur vos jambes. Servez-vous de vos chevilles pour vous tirer vers l'avant et vers l'arrière. Basculez 10 fois dans les deux directions. L'exercice terminé, étirez bien votre dos.

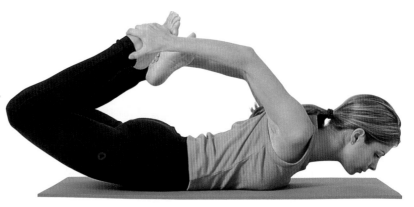

Le programme d'exercices Pilates

LE CONTRÔLE DE L'ÉQUILIBRE

Cet exercice sert à étirer et à mobiliser le dos, à étirer l'arrière des jambes et à renforcer le centre. La clé du succès consiste ici à garder le contrôle de tous les mouvements.

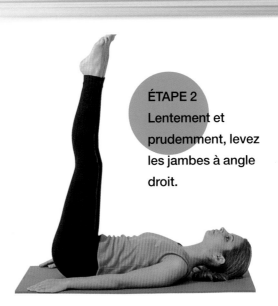

ÉTAPE 2

Lentement et prudemment, levez les jambes à angle droit.

ÉTAPE 1

Couchez-vous sur le dos, bras de chaque côté, colonne neutre et jambes longues. Rentrez le ventre et expirez.

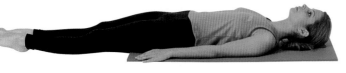

ÉTAPE 3

Amenez les jambes par-dessus votre tête.

ÉTAPE 4

Empoignez l'une de vos chevilles. Inspirez et allongez le corps, en pointant une jambe vers le plafond. Assurez-vous que votre ventre est bien rentré.

ÉTAPE 5

Expirez et changez de jambe. Tous vos mouvements doivent être lents et réfléchis. Répétez 10 fois, puis ramenez les deux jambes derrière la tête. Inspirez en ramenant lentement vos deux jambes au plancher.

Le programme d'exercices Pilates

LES POMPES I

Cet exercice sert à étirer l'arrière des jambes et les épaules et, tout en consolidant le centre, il renforce les épaules, les bras, le dos et la poitrine.

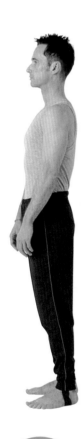

ÉTAPE 1

Installez-vous debout devant le tapis, en position détendue. Votre colonne doit être aussi longue que possible et vos genoux détendus.

ÉTAPE 2

Rentrez le ventre, inspirez, et faites rouler votre tête vers l'avant, sur la poitrine.

ÉTAPE 3

Continuez à rouler sur votre tronc, en vous concentrant sur votre colonne. Imaginez que votre tête et vos bras sont très lourds et qu'ils vous tirent lentement vers le bas, jusqu'au sol. Il ne faut pas sortir les fesses. Si vous sentez une tension dans le dos ou à l'arrière des jambes, fléchissez légèrement les genoux pour faire cesser cette sensation.

ÉTAPE 4
Quand vos mains touchent le plancher, faites-les avancer loin de vous. Expirez. Quand vos mains sont sous vos épaules et que votre dos est long, abaissez la poitrine jusqu'au sol et inspirez.

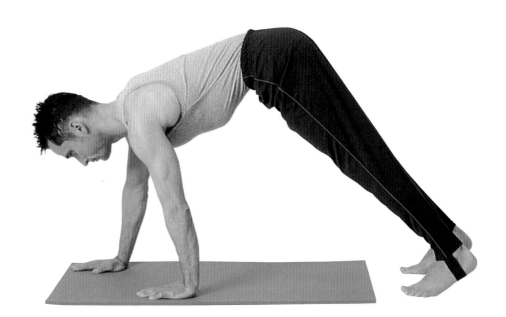

ÉTAPE 5
Expirez, repoussez votre corps vers le haut, et inversez le mouvement, toujours lentement. Gardez le ventre bien rentré du début à la fin. Répétez 10 fois.

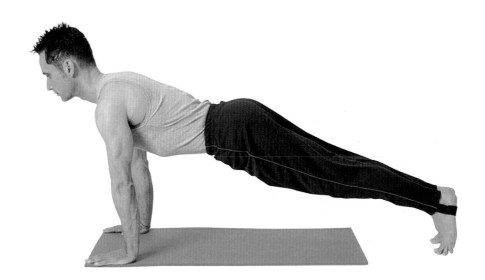

Le programme d'exercices Pilates

LES POMPES II

Pour beaucoup d'individus, la partie pompes de ce mouvement est trop difficile, alors commencez plutôt avec la version que voici.

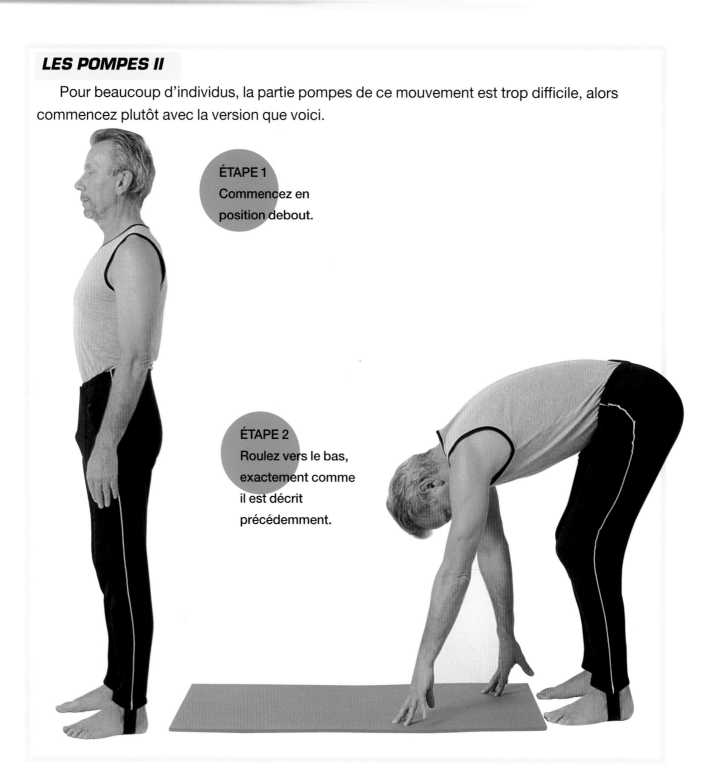

ÉTAPE 1
Commencez en position debout.

ÉTAPE 2
Roulez vers le bas, exactement comme il est décrit précédemment.

ÉTAPE 3

Lorsque vous ferez marcher vos mains sur le tapis, arrêtez-vous à mi-chemin et agenouillez-vous.

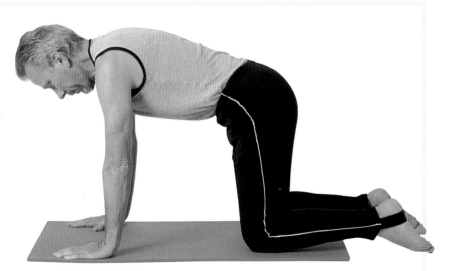

ÉTAPE 4

Abaissez la poitrine vers le plancher et inspirez. Expirez et poussez votre corps vers le haut. Inversez ensuite tout le mouvement, tel qu'il est décrit plus haut.

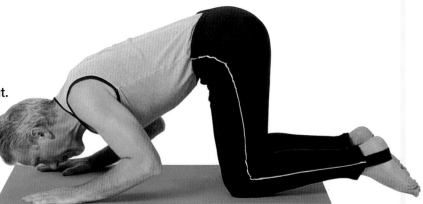

C'est ici que se termine votre programme d'exercices. Il est clair que certains de ces exercices ou des versions simplifiées conviennent mieux aux débutants. Vous les travaillerez et les intégrerez peu à peu à votre entraînement une fois que vous les maîtriserez et que vous vous sentirez fort et confiant.

La détente après l'exercice

La détente après l'exercice est aussi importante que la période d'échauffement et le programme d'exercices en soi.

Il est essentiel de se détendre, pour étirer certains des muscles que vous avez utilisés, pour mobiliser les articulations, et pour amorcer le processus de retour à la normale, après vous être concentré sur l'exécution des exercices. Ne négligez pas cette étape ! Au pire, accordez-vous au moins deux minutes à la fin, pour rester étendu calmement sur le tapis.

LA DÉTENTE 1

Toujours étendu sur le tapis, répétez les exercices d'échauffement qui consistent à rouler les genoux d'un côté à l'autre.

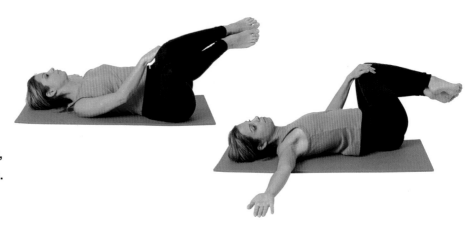

ÉTAPE 1

Ramenez les deux genoux sur la poitrine et serrez bien.

ÉTAPE 2

Ensuite, laissez doucement vos genoux rouler d'un côté à l'autre, en assouplissant la taille.

LA DÉTENTE 2

Si vous avez un gros ballon (tel qu'il est illustré) et aucun problème de cou, servez-vous-en pour étirer vos muscles abdominaux. Pieds bien à plat sur le plancher, courbez le dos et la tête par-dessus le ballon. Si vous vous sentez faible ou si vous éprouvez la moindre difficulté à respirer, arrêtez tout de suite.

Vous pouvez aussi étirer le corps au maximum et tenir cette position pendant 20 secondes. Sentez bien l'étirement de vos abdominaux.

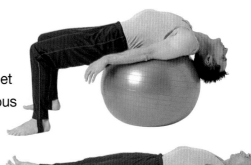

LA DÉTENTE 3

Lentement et en douceur, mettez-vous debout. Il importe de vous mouvoir lentement et sans brusquerie, parce que la tension artérielle est plus basse au repos ; le cœur a donc besoin d'un certain temps pour augmenter sa tension de façon à répondre à l'effort de revenir à la verticale.

LA DÉTENTE 4

ÉTAPE 1
Commencez en position neutre telle qu'elle est illustrée dans les premiers chapitres : pieds parallèles, écartés dans le prolongement des hanches, ventre rentré, colonne et cou très longs et épaules bien détendues.

ÉTAPE 2
En étirant lentement la colonne, mettez-vous sur la pointe des pieds et relevez les bras au niveau des épaules, en inspirant.

ÉTAPE 3
Tenez la position une ou deux secondes, puis descendez les bras et les talons, en expirant. Répétez 4 ou 5 fois.

La détente après l'exercice

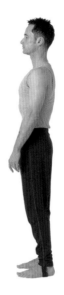
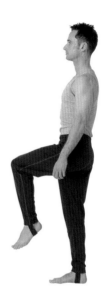

LA DÉTENTE 5

Si le temps vous le permet, vous pouvez aussi inclure l'élévation du genou dans votre détente. C'est le moment de vérifier votre équilibre et d'essayer de l'améliorer.

LA DÉTENTE 6

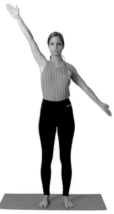

ÉTAPE 1

Tenez-vous en position neutre ou naturelle comme précédemment. Tournez les paumes de vos mains en direction du plafond, et ramenez les deux mains ensemble vers l'avant.

ÉTAPE 2

Placez un bras à environ 11 heures et l'autre à 5 heures, de manière à ce que vos épaules et vos bras tracent une diagonale en travers de votre corps. Doucement (le dos en position neutre), essayez d'étirer vos mains derrière vous. Vous devriez sentir l'étirement à l'avant des épaules et en travers de la poitrine.

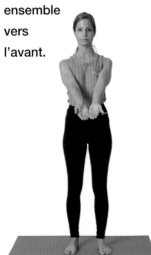

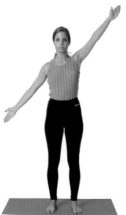

ÉTAPE 3

Faites le mouvement opposé avec les bras et répétez.

LA DÉTENTE 7

Commencez en position de détente et faites doucement rouler votre épaule droite vers l'arrière 4 ou 5 fois. Inversez le roulement et répétez avec l'autre épaule.

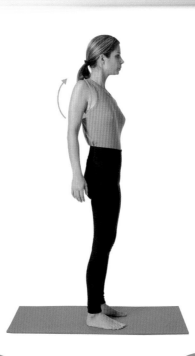

LA DÉTENTE 8

ÉTAPE 1
Debout en position détendue, commencez avec la tête bien droite.

ÉTAPE 2
Inspirez et tournez doucement la tête à gauche en expirant. Ramenez la tête au centre et inspirez.

ÉTAPE 3
Tournez la tête à droite, expirez, puis ramenez la tête au centre et inspirez. Répétez deux fois de chaque côté.

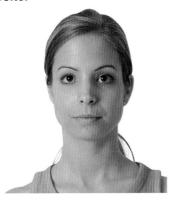
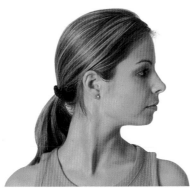
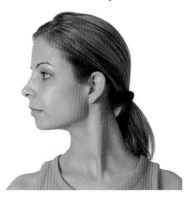

Encore une fois, les muscles du cou doivent être aussi détendus que possible et il faut vous concentrer sur votre respiration. Cela vous servira d'entraînement, si vous en avez besoin, pour le rythme respiratoire pendant l'exercice.

La détente après l'exercice

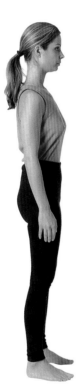

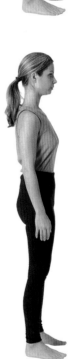

ÉTAPE 1

Inspirez et rentrez le ventre. Inclinez-vous vers l'avant à la hauteur des hanches, bras et tête lourds, et allongez le buste en direction du plancher. Expirez pendant ce mouvement.

ÉTAPE 2

Votre colonne doit se courber lors de la descente, pendant que les muscles sont étirés.

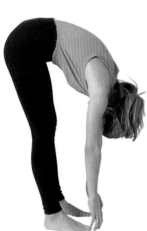

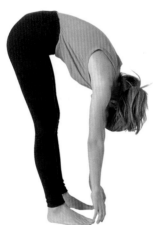

ÉTAPE 3

Inspirez une fois en bas, et remontez doucement en roulant.

ÉTAPE 4

Votre tête doit être la dernière à bouger, et lorsqu'elle arrive en position verticale, étirez le cou vers le sommet du crâne et vers le plafond. Répétez.

Si vous sentez une tension à l'arrière de vos jambes, fléchissez les genoux légèrement jusqu'à ce que la tension disparaisse. Il ne faut pas sortir les fesses : elles doivent rester à la même place que lorsque vous êtes à la verticale.

LA DÉTENTE 10

Enfin, si vous avez le temps, exercez-vous à la respiration thoracique avant de reprendre vos activités quotidiennes.

Tenez-vous debout en position détendue. Placez simplement vos mains de chaque côté du bas des côtes, au-dessus des hanches.

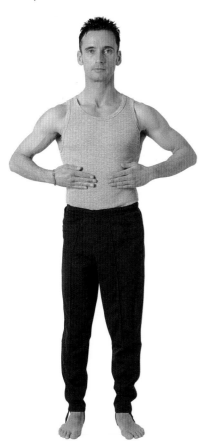
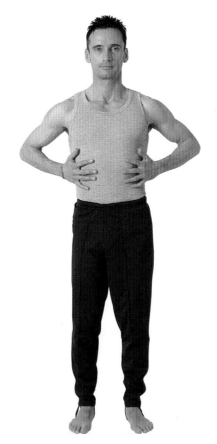

Pendant que vous inspirez, poussez votre diaphragme vers le bas et essayez de pousser vos côtes vers l'extérieur, contre vos doigts. Concentrez-vous pour faire bouger la partie inférieure de la poitrine tout en gardant la partie supérieure détendue.

Pendant que vous expirez, rentrez le diaphragme dans la poitrine ; vous sentirez se contracter la partie inférieure de votre cage thoracique. Si vous n'y arrivez pas du premier coup, ne vous en faites pas. Essayez à nouveau.

Choisir un programme

Quelle que soit votre forme physique, vous devriez tous commencer avec les mêmes exercices pour débutants.

EXERCICES POUR DÉBUTANTS

Les pompes simplifiées

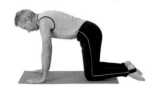

Le 100 simplifié

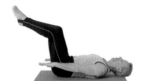

Le roulement arrière

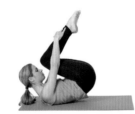

L'étirement de la jambe (simplifié pour débuter)

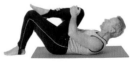

L'étirement de la colonne

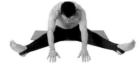

Le roulement avant (simplifié pour débuter)

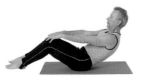

Le cercle avec une jambe (avec les genoux pour débuter)

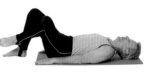

Le coup de pied arrière

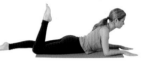

La natation simplifiée

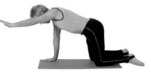

Le coup de pied latéral

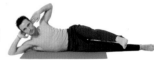

Le pont avec les épaules (simplifié : mouvement sans les jambes)

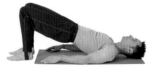

L'extension latérale simplifiée

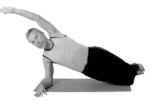

L'élévation de la jambe (basse)

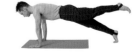

En exécutant les exercices dans cet ordre, vous profiterez d'un programme convenable, et une fois que vous vous serez familiarisé avec ces enchaînements, la transition de l'un à l'autre devrait se faire sans trop de difficulté. Vous voudrez peut-être tenter quelques expériences pour vous assurer que les exercices utilisant le centre ne sont pas tous à la suite l'un de l'autre et pour trouver le meilleur enchaînement pour vous.

EXERCICES INTERMÉDIAIRES

Le 100 (version intégrale)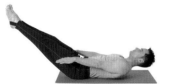

L'étirement des deux jambes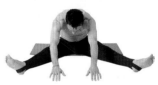

Le roulement avant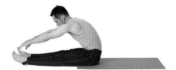

L'étirement de la colonne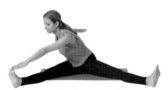

Le phoque (rouler en boule)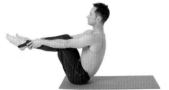

La scie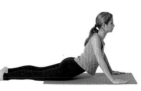

Le crabe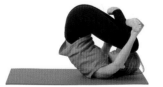

Le plongeon du cygne (préparation)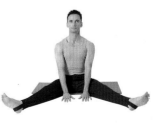

L'étirement de la jambe (version intégrale)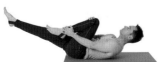

La bascule jambes écartées

Choisir un programme

Le cercle avec une jambe (version intégrale)

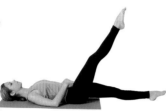

L'extension latérale (version intégrale)

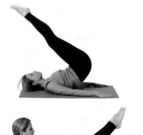

La natation (version intégrale)

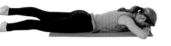

L'élévation de la jambe (basse)

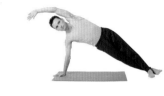

Le coup de pied latéral

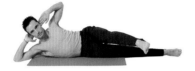

L'élévation de la jambe (haute)

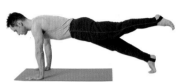

Les ciseaux simplifiés

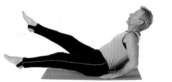

L'amorce (version intégrale)

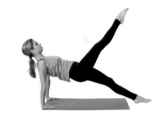

La natation (version intégrale)

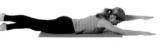

Le portefeuille

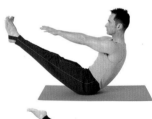

Le pont avec les épaules (version intégrale)

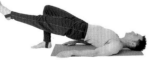

La torsion de la hanche

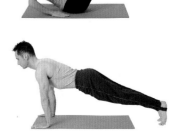

Le coup de pied latéral, à genoux

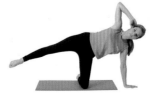

Les pompes (version intégrale)

Choisir un programme

Les exercices de cette liste (à gauche) sont ceux que nous avons conservés, ou qui ont été adaptés de la section pour les débutants.

À mesure que vous progressez vers les exercices intermédiaires, le mieux est de laisser tomber les versions pour débutants, plus faciles, pour adopter les exercices apparaissant dans la liste intermédiaire. Il n'est pas nécessaire de commencer tous les exercices intermédiaires en même temps. Ajoutez-en un ou deux à la fois à votre programme, lorsque vous vous sentez prêt. L'ordre suggéré à la page précédente diffère légèrement de celui de la section pour débutants, uniquement pour arriver à un meilleur équilibre. Il n'est pas immuable. Changez-le, s'il ne vous convient pas, pour ce qui vous convient le mieux.

EXERCICES AVANCÉS

Ajouté les formes exercis au fur et a mesure de notre capacité

Encore une fois, vous pourrez ajouter ces exercices à mesure que vous vous en sentez capable. Ne vous sentez surtout pas contraint de suivre l'ordre de cette liste. Et ne vous croyez pas obligé, pour n'importe lequel de ces programmes, d'inclure tous les exercices à votre entraînement. Vous pourriez, par exemple, choisir de faire l'ensemble complet en trois séances, ou de pratiquer un ou deux des exercices chaque jour, pendant que vous limitez le reste de votre programme à des exercices conçus spécifiquement pour vous renforcer un jour, et pour améliorer votre flexibilité un autre jour. Les enchaînements sont laissés à votre entière discrétion.

Le 100
(version intégrale)

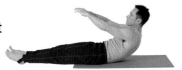

Le cercle avec une jambe (version intégrale)

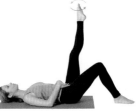

Le roulement avant

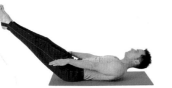

Le phoque

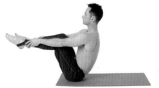

Le roulement intégral (avancé)

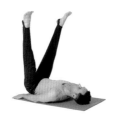

L'étirement d'une jambe (version intégrale)

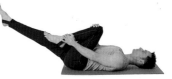

Choisir un programme

L'étirement des deux jambes

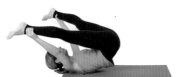

L'étirement du cou

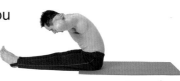

L'étirement de la colonne

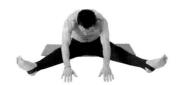

Les ciseaux (avancées)

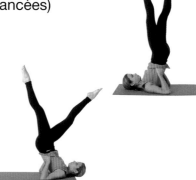

La bascule jambes écartées

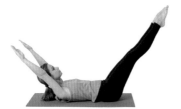

La bicyclette (avancé)

Le tire-bouchon (avancé)

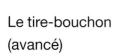

Le pont avec les épaules

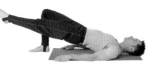

La scie

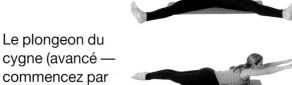

Le portefeuille

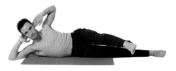

Le plongeon du cygne (avancé — commencez par les exercices préparatoires)

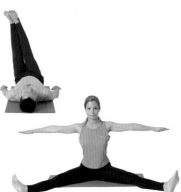

Le coup de pied latéral

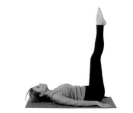

Le coup de pied arrière

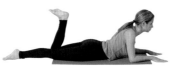

L'amorce

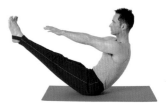

La torsion de la hanche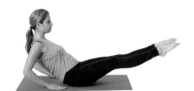

L'extension latérale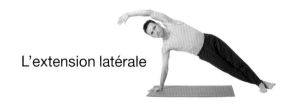

La natation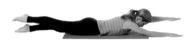

Le boomerang (avancé)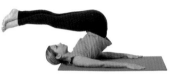

L'élévation (basse)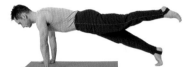

Le crabe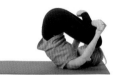

L'élévation (haute)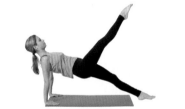

La bascule (avancée)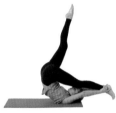

Le coup de pied latéral, à genoux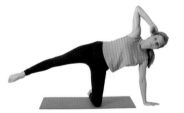

Le contrôle de l'équilibre (avancé)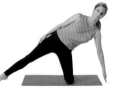

N'entreprenez aucun exercice avancé avant d'avoir maîtrisé toutes les versions plus faciles présentées ailleurs. Si les exercices qui utilisent beaucoup le centre sont difficiles pour vous, il faudra vous sentir très confiant pour commencer les exercices avancés qui sollicitent le centre. Essayer de progresser trop rapidement pourrait se solder par des blessures et un recul important dans le temps que vous vous êtes fixé pour atteindre vos objectifs. Dans les exercices Pilates, comme dans tout programme d'exercices, l'approche lente et sûre est la meilleure façon de progresser. N'ayez pas peur d'aller de l'avant, mais n'oubliez jamais la prudence qui va de pair avec la réussite.

Conclusion

Si vous êtes arrivé ici dans votre lecture, c'est probablement que vous avez suivi votre programme assidûment, et j'espère sincèrement que vous avez découvert que les exercices Pilates donnent vraiment les résultats escomptés.

Vous êtes sans doute plus fort, plus mince, plus flexible, votre apparence générale s'est améliorée, et vous vous sentez mieux. Le stress et les tensions de tous les jours vous affectent moins et vous êtes plus en contrôle. Avec de la chance, les maux et douleurs que vous ressentiez se sont estompés. J'espère surtout que vous avez aimé votre expérience.

Je vais vous avouer une chose : ma rencontre accidentelle avec la technique Pilates a été une vraie bénédiction pour moi. Elle a changé ma façon de voir l'exercice physique, de même que ma manière d'enseigner à mes clients à être plus en forme et plus forts.

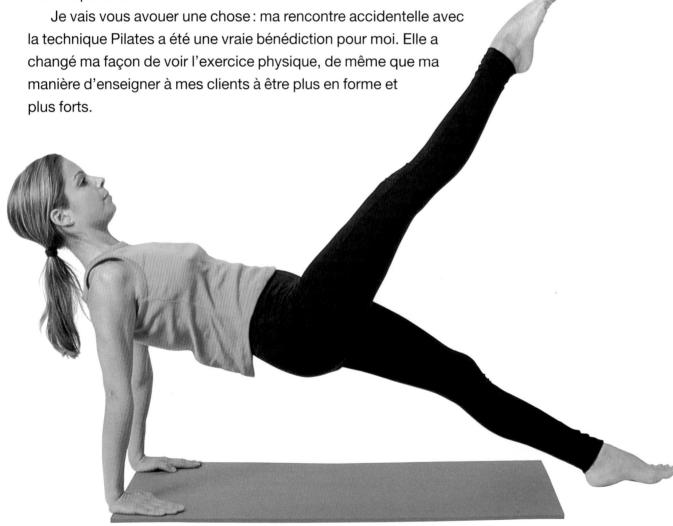

J'ai mentionné en introduction que la technique Pilates ne suffit pas, à elle seule, à combler tous vos besoins en matière d'exercice physique. Elle peut toutefois vous mettre assez en forme pour entreprendre un programme cardiorespiratoire de marche, de vélo, de natation, d'aviron ou de course à pied, qui aura une incidence positive sur votre santé. De plus, les Pilates vous procurent un niveau de forme physique de base très agréable et bien adapté à la vie de tous les jours, et à peu près exempt de stress. Leur popularité est en pleine croissance, et cela, j'en suis convaincu, n'est pas seulement dû à un effet de mode, bien que cet aspect n'en soit pas exclu, mais au fait qu'ils sont peu coûteux et faciles à assimiler, en plus d'être très agréables.

Si vous avez apprécié votre programme et que vous désirez pousser plus loin l'expérience, trouvez un entraîneur qui pourra vous aider : nous sommes en assez grand nombre maintenant.

Index

Crédits et remerciements

Je tiens à remercier Sarah et David pour m'avoir demandé d'écrire ce livre et pour m'avoir encouragé du début à la fin. Je veux aussi remercier ma famille qui a dû se faire à mon mauvais tempérament pendant toute la durée de ce travail, et tout spécialement ma femme Angela, qui m'encourage dans tout ce que j'entreprends, malgré tous les inconvénients que cela entraîne. Et pour finir, je veux remercier mes étudiants, qui m'ont enseigné à peu près tout ce que je sais.

L'auteur et les éditeurs aimeraient remercier leurs deux modèles qui ont travaillé très fort à chaque séance de photographie, Simone George et Mark Slaughter.

Procédures administratives (inscription, réservation, mode de paiement, etc)

Stratégie d'animation
(comportement et attitudes des ressources humaines en fonction des objectifs à atteindre, adaptations requises de l'activité en fonction de la clientèle)

Problèmes potentiels et solutions possibles (à l'intention des animateurs et bénévoles)

Sécurité et prévention

Signature du technicien en loisir :   **Date :**

Fiche d'organisation d'activité

Activité : _____   Date de réalisation : _____

Local : _____   Heure début : _____   Heure fin : _____

Objectif général	Objectifs spécifiques
☐	☐
	☐

Description de l'activité (finalité, horaire et déroulement)

Organisation de l'activité

Budget	Matériel requis	Ress. Humaines (tâches et fonctions)
Croquis de l'aire d'activité		